单秋华全国名老中医药专家传承工作室

耳穴疗法

（第二版）

贾红玲　张学成　张永臣　主编

U0210016

科学出版社

北京

内 容 简 介

耳穴疗法是针灸学的重要组成部分之一，有适应证广泛、简便易行、疗效肯定等特点。全书共分四章，第一章为总论，介绍耳穴疗法的发展简史，耳穴的分布、名称、主治及诊断作用；第二章主要介绍耳穴疗法的操作，包括针刺、艾灸、贴压、放血、按摩等多种不同的疗法；第三章简要阐述耳穴选穴处方原则；第四章则列举内、妇、儿等各科病证的耳穴治疗方法。本书在第一版的基础上进行修订，删除目前临床耳穴疗法使用较少的病证，结合近几年临床实际运用更新部分病证的医案。

本书文字简洁、通俗易懂、层次分明、编排新颖、图文并茂、易学易用，既可作为临床医师、针灸师、按摩师和高等中医院校师生的参考书，又可作为美容师、中医爱好者和普通家庭养生保健的实用手册。

图书在版编目（CIP）数据

耳穴疗法 / 贾红玲，张学成，张永臣主编 . —2 版
. —北京：科学出版社，2024.1
ISBN 978-7-03-077088-2

Ⅰ. ①耳…　Ⅱ. ①贾…②张…③张…　Ⅲ. ①耳—穴位疗法　Ⅳ. ① R245.9

中国国家版本馆 CIP 数据核字（2023）第 218994 号

责任编辑：朱　灵 / 责任校对：谭宏宇
责任印制：黄晓鸣 / 封面设计：殷　靓

科学出版社 出版

北京东黄城根北街 16 号
邮政编码：100717
http://www.sciencep.com

南京文脉图文设计制作有限公司排版
上海景条印刷有限公司印刷
科学出版社发行　各地新华书店经销

*

2014 年 8 月第 一 版　　开本：B5（720×1000）
2024 年 1 月第 二 版　　印张：15 1/2
2024 年 1 月第十六次印制　　字数：270 000

定价：48.00 元

《耳穴疗法》（第二版）编委会

再版说明

《耳穴疗法》自2014年8月面世以来，经过了10次印刷，得到了广大读者的喜爱，2022年9月获得了山东省健康促进与教育学会科学技术奖科普奖二等奖。本书发行至今已历经9年，我们也发现书中存在一定的不足之处，今加以修订，说明如下：

（1）对全书的文字进行了审校、修订，从语言、标点和专业术语等方面进一步规范。

（2）为进一步加强本书的实用性，更加切合临床应用，删除了一些疾病。在一些常见病症后增加了贾红玲、张永臣的医案。为了提高疗效、缩短疗程，对于一些疾病宗"杂合以治""医称多术"的理念，根据患者病情，应用耳穴结合针刺、艾灸、刺血、拔罐，以及中药内服（汤剂、膏方）、外用等方法。

（3）在腧穴方面：腧穴排列不标左（右）侧者为双侧腧穴，如取支沟、阳陵泉、列缺、照海等；取单侧腧穴者，仅在第一个腧穴前标出左/右侧，如左侧阳白、太阳、下关、地仓、颊车等。

（4）在定位方面：华佗背俞穴定位为胸腰椎棘突下旁开1寸处。

（5）在操作方面：提插补泻法，得气后重插轻提为补法，轻插重提为泻法。捻转补泻法，得气后拇指向前即左转用力为补法，拇指向后即右转用力为泻法。单氏舒适化调神针法，采用舒缓、柔和的小幅度提插、捻转手法，提插幅度为2～3 mm，捻转角度为180°左右，提插、捻转频率为100次/分。导气法为进针后根据腧穴处肌肉的厚薄程度，施以提插、捻转手法，丰厚处均匀提插、捻转，浅薄处均匀捻转，以得气为度，留针20分钟或不留针。

（6）在组穴方面：在此详细叙述，正文出现则仅提及名称。

颈项四穴：齐鲁医派刘氏针灸学派创始人刘玉檀先生的组穴，由风池、天柱/上天柱（天柱直上，贴近颅骨处）、人迎、扶突组成。风池、天柱/上天柱直刺，施提插法，先泻后补；针刺人迎时，左手拇指或食指抵住颈动脉搏动处的内侧，轻轻向外推挤，右手持针顺指甲边缘垂直刺入，针体沿颈动脉内侧深入1寸左右，并寻找针感，以使之向前胸放射为佳；针刺扶突时，向脊柱方向斜刺，均匀捻转，得气为度。

三神穴：单秋华教授治神组穴，由神庭、本神、四神聪组成。常用单氏舒适化调神针法，进针后小幅度、快频率捻转补泻手法，得气为度。

项七针：单秋华教授治疗椎动脉型颈椎病、脑腑病组穴，由风府、风池、天柱、完骨组成。风府直刺，不留针；余穴直刺，施以单氏舒适化调神针法。

脾胃三穴：调理脾胃功能组穴，由内关、中脘、足三里组成。内关直刺，以麻窜感向指端放散为度；中脘施捻转补法；足三里施提插泻法。

健脾益肾四穴：调理脾肾功能组穴，由中脘、关元、太白、太溪组成。施以捻转补法，也可施以中脘、关元温和灸法、温熨法。

腹部四募穴：调理脏腑功能组穴，女性常用，由中脘、天枢、关元、章门组成。施以捻转补法，多不留针，也可施以留罐法、温熨法。

胸腹部六募穴：调理脏腑功能组穴，男性常用，由中府、膻中、中脘、天枢、关元、章门组成。膻中施以捻转泻法，余穴施以捻转补法，多不留针，也可施以留罐法、温熨法。

五脏背俞穴：调理五脏功能组穴，由肺俞、心俞、肝俞、脾俞和肾俞组成。施以捻转补法或导气法，多不留针，也可施以留罐法。

六腑俞穴：调理六腑功能组穴，由胆俞、胃俞、三焦俞、大肠俞、小肠俞和膀胱俞组成。施以捻转泻法或导气法，多不留针，也可施以留罐法。

二便通调五穴：调理二便组穴，由温溜、支沟、列缺、承山、太溪组成。温溜、支沟、承山施捻转泻法；列缺针感以向大拇指、食指放散为度；太溪以针感向足内侧、足底放散为度。

股九针：调理性功能、膀胱固摄功能组穴，由股部内侧的脾经、肝经、肾经的九个穴位组成。每经取3个穴位，脾经取血海、箕门、箕门上4寸之箕上；肝经取阴包、足五里、阴廉；肾经取股肾、股内、股后，即股骨内侧髁至耻骨联合上缘为18寸，将肾经分为三等份，自下而上依次为股肾、股内、股后。9个腧穴交替使用，每次选择一经的3个穴位，施捻转补法；也可起针后在股内侧拔罐，每侧3个火罐。

三太穴：调理肝脾肾功能组穴，由太白、太冲、太溪组成。太溪直刺，以麻窜感向足内侧、足底放散为度；太冲、太白施捻转补法。

开窍息鸣六穴：有通耳息鸣的功能，由耳穴神门、耳门、听宫、听会、角孙、翳风组成。神门直刺，不行针；其余五穴，进针后均匀捻转，得气为度。

　　本次修订非常感谢科学出版社的大力支持，感谢山东中医药大学及业师刘玉檀教授、国培教授、吴富东教授、单秋华教授、田思胜教授、马梅青主任医师、贾春生教授、赵吉平教授和王新陆教授等的培养！感谢为本书提供帮助的所有人员！期望通过本次修订，能更好地满足读者的需求。由于编著者水平有限，不足之处，敬请指正！

贾红玲　张学成　张永臣

2023 年 8 月 29 日

前言

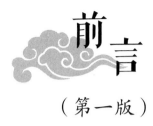

（第一版）

耳穴疗法是针灸学的重要组成部分之一，有适应证广泛、简便易行、疗效肯定、微创甚至无创的特点。其中耳针由诊疗疾病扩大到养生、美容等方面，深受人们的欢迎，已成为医疗、保健常用的疗法之一。单秋华教授精研中医基础理论、勤于临床实践、不断总结创新，数十年如一日地奋斗在临床医疗一线，从而成为全国名老中医药专家学术经验继承工作指导老师、山东省名中医，曾任山东中医药大学附属医院针灸科主任，兼任中国针灸学会理事、中国针灸学会耳穴诊治专业委员会常务委员、山东针灸学会常务理事、山东针灸学会耳穴诊治专业委员会主任委员、山东针灸学会经络腧穴专业委员会副主任委员，多年来一直致力于耳针的诊疗研究，最主要的贡献之一为创新并规范了"耳穴综合疗法"的操作技术。

吾辈不才，有幸成为单老师的弟子，并常为有这样一位学识渊博、造诣深厚的老师而自豪，经常跟师学习而深受教诲。吾辈谨遵师训，不敢懈怠，孜孜以求。本书即是在学习吾师之《耳穴贴压疗法》和总结吾师耳针诊治经验的基础上，结合我们的学习心得、临床经验编辑而成。全书共分四章，第一章为总论，介绍耳穴疗法的发展简史、耳部解剖、耳穴的定位、主治、治疗机制和诊断；第二章为耳穴疗法的操作，包括针刺、艾灸、贴压、温熨、按摩、刺血等方法；第三章为耳穴选穴处方原则；第四章为内科、妇科等常见病的治疗。本书力求语言简洁、通俗易懂、层次分明、易学易用。

书中参考了诸多学者的资料，谨致谢忱。限于我们知识水平，书中出现的不足之处，恳请广大读者给予批评指正，提出宝贵的建议。

张永臣

2014 年 3 月 20 日

于山东中医药大学附属医院扁鹊楼

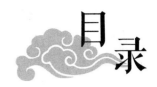

目录

❸ 第三章　耳穴选穴处方原则

❹ 第四章　常见病治疗

④

4

4

1

第一章

总 论

第一节　耳穴疗法发展简史

耳穴疗法是针灸学的重要组成部分之一，是在耳郭穴位上应用针刺、艾灸、压籽、点刺放血、温熨、按摩或其他物理方法，从而达到防治疾病目的的一种方法。该疗法以其适应证广泛、简便易行、疗效肯定、微创甚至无创的治疗特色，为广大患者所接受，现在已经成为医疗、保健常用的疗法之一。

1973年，在湖南长沙马王堆汉墓出土的医学帛书《足臂十一脉灸经》和《阴阳十一脉灸经》是目前发现的最早的针灸学文献，两者记载了与上肢、眼、颊、咽喉相互联系的"耳脉"，是对耳部循行经脉的最早认识。

约成书于春秋战国时期的医学巨著《黄帝内经》不仅指出了耳穴诊治疾病的原理，而且载录了应用耳穴治疗疾病的方法。

《灵枢·口问》云："耳者，宗脉之所聚也。"

《素问·阴阳应象大论》云："肾主耳……在窍为耳。"

《灵枢·五邪》云："邪在肝，则两胁中痛……取耳间青脉，以去其掣。"

《灵枢·厥病》云："耳聋无闻，取耳中。"

晋代葛洪的《肘后备急方》云"尸蹶之病……以管吹其左耳中极三度，复吹右耳三度，活"，是耳穴吹气法治疗尸厥（休克）的较早记载。

唐代孙思邈的《备急千金要方》云"耳中穴，在耳门孔上横梁是，针灸治马黄黄疸、寒暑疫毒"，指出了耳中穴的位置和主治病证。

隋代巢元方《诸病源候论》云"耳，宗脉之所聚也，若精气调和，则肾脏强盛，耳闻五音；若劳伤气血……则耳聋。然五脏六腑十二经脉，有络于耳者"，指出脏腑、经脉均和耳有密切的联系。

到了元代，危亦林在《世医得效方》中记载了吹耳法、塞耳法，即"救自缢法……更令两人以管吹其两耳，此法最好""塞耳丹：治气道壅塞，两耳大聋聩。石菖蒲（一寸），巴豆（一粒），全蝎（一个，去毒），上为末，葱涎丸，如枣核大。每日一丸，绵裹塞耳内"。

明代杨继洲的《针灸大成》云："耳尖，二穴，在耳尖上，卷耳取尖上是穴。治眼生翳膜，用小艾炷五壮。"

清代医家吴师机在《理瀹骈文》中云"点眼、塞耳以及嚏法、缚法、坐法与雷膝、扎脚之法，乃其分兵""凡耳病，用药吹耳、滴耳，不如涂耳"，指出了以药塞耳、涂耳、吹耳和滴耳的方法。张振鋆在《厘正按摩要术》中将耳背划分为心、肝、脾、肺、肾五部以应五脏，并绘制了耳背图，对耳与脏腑的关系进行了阐释。

民国时期，江浙一带有一位 76 岁的金姓老中医，他擅长用耳针治病，被群众尊誉为"金耳朵"医生。浙江省嘉兴市和温州市区广泛流传的"移星法"，就是用灯心草蘸菜籽油，灸灼耳尖穴治疗腮腺炎（痄腮）。再如以针刺耳穴治疗斑疹，烧酒滴耳治疗牙痛，针刺耳垂治疗红眼病，提拉耳垂治疗头痛，掐耳垂治疗小儿惊风等。

1956 年 9 月，马声远等在《中级医刊》上发表了《发掘新针灸穴位治疗急性扁桃体炎的初步报告》一文；1958 年 12 月，叶肖麟在《上海中医药杂志》上摘译、介绍了法国医学博士诺吉尔（Nogier）的"耳针治疗点图"及其提出耳郭穴位排列形如"胚胎倒影"的观点，记录了 40 余个穴位，在我国中医界引起了高度关注。1974 年，上海中医学院编撰的《针灸学》涉及 154 个耳穴。1992 年 10 月 16 日经国家技术监督局批准，颁布了标准《耳穴名称与部位》（GB/T 13734—1992）。2008 年，又发布了新版标准《耳穴名称与部位》（GB/T 13734—2008），对 1992 年的标准进行了修订。这一系列措施，有力地把耳针推上了一个新台阶，从以往简单的"耳针疗法""耳压疗法"逐步发展为"耳针学"这样一门相对独立的学科。

第二节　耳郭表面的解剖名称

一、耳郭正面解剖名称

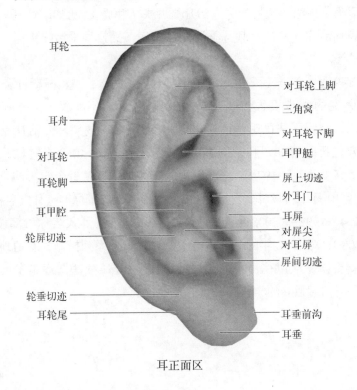

耳正面区

图中标注：

耳轮　对耳轮上脚　三角窝　对耳轮下脚　耳甲艇　屏上切迹　外耳门　耳屏　对屏尖　对耳屏　屏间切迹　耳垂前沟　耳垂　耳轮尾　轮垂切迹　轮屏切迹　耳甲腔　耳轮脚　对耳轮　耳舟

1. 耳轮部

耳轮：耳郭最外缘的卷曲部分。

耳轮脚：耳轮深入至耳腔内的横行突起部分。

耳轮脚棘：耳轮脚和耳轮之间的软骨隆起。

耳轮脚切迹：耳轮脚棘前方的凹陷处。

耳轮结节：耳轮后上方稍突起的膨大部分。

耳轮尾：耳轮向下移行于耳垂的部分。

轮垂切迹：耳轮和耳垂后缘之间的凹陷处。

耳轮前沟：耳轮与面部之间的浅沟。

2. 对耳轮部

对耳轮：与耳轮相对呈"Y"字形的隆起部，由对耳轮体、对耳轮上脚和对耳轮下脚三部分组成。

对耳轮体：耳部边缘内侧与耳轮相对平行的隆起处。

对耳轮上脚：对耳轮向上分支的部分。

对耳轮下脚：对耳轮向前分支的部分。

轮屏切迹：对耳轮与对耳屏之间的凹陷处。

3. 耳舟部

耳舟：耳轮与对耳轮之间的凹沟，又称"舟状窝"。

4. 三角窝部

三角窝：对耳轮上脚和下脚之间的三角形凹陷处。

5. 耳甲部

耳甲：部分耳轮和对耳轮、对耳屏、耳屏及外耳门之间的凹窝。由耳甲艇和耳甲腔两部分组成。

耳甲艇：耳轮脚以上的耳甲腔部分。

耳甲腔：耳轮脚以下的耳甲腔部分。

6. 耳屏部

耳屏：耳郭前方呈瓣状的隆起部分，亦名耳珠。

屏上切迹：耳屏上缘与耳轮角之间的凹陷处。

上屏尖：耳屏游离缘上隆起部。

下屏尖：耳屏游离缘下隆起部。

耳屏前沟：耳屏与面部之间的浅沟。

7. 对耳屏部

对耳屏：对耳轮下方与耳屏相对的瓣状隆起处。

对屏尖：对耳屏游离缘隆起部。

屏间切迹：耳屏和对耳屏之间的凹陷处。

8. 外耳门

耳甲腔前方的孔窍。

9. 耳垂部

耳垂：耳郭最下部，无软骨的部分。

耳垂前沟：耳垂与面部之间的浅沟。

二、耳郭背面解剖名称

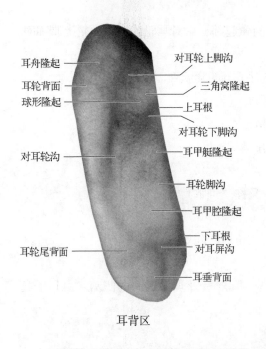

耳舟隆起 —— 对耳轮上脚沟

耳轮背面 —— 三角窝隆起

球形隆起 —— 上耳根

—— 对耳轮下脚沟

对耳轮沟 —— 耳甲艇隆起

—— 耳轮脚沟

—— 耳甲腔隆起

—— 下耳根

耳轮尾背面 —— 对耳屏沟

—— 耳垂背面

耳背区

耳轮背面：耳轮的外侧面，因耳轮向前卷曲，故此面多向前方。

耳轮尾背面：耳轮尾背部的平坦部分。

耳垂背面：耳垂背部的平坦部分。

耳舟隆起：耳舟在耳背呈现的隆起。

三角窝隆起：三角窝在耳背呈现的隆起，即耳背上部。

耳甲艇隆起：耳甲艇在耳背呈现的隆起，即耳背中部。

耳甲腔隆起：耳甲腔在耳背呈现的隆起，即耳背下部。

对耳轮上脚沟：对耳轮上脚在耳背呈现的凹沟。

对耳轮下脚沟：对耳轮下脚在耳背呈现的凹沟。

对耳轮沟：对耳轮体在耳背呈现的凹沟。

耳轮脚沟：耳轮脚在耳背呈现的凹沟。

对耳屏沟：对耳轮沟下端与屏尖切迹窝上方之间的凹沟。

珠形隆起：耳轮上脚沟与耳轮下脚沟之间的小隆起。

三、耳根

上耳根：耳郭背面根部与头皮移行处的最上部。

下耳根：耳郭背面根部与头皮移行处的最下部。

第三节 耳穴的分布

一、耳穴的分布规律

耳穴在耳郭上的分布具有一定的规律，它在耳前外侧面的排列形如一个在子宫内倒置的胚胎，其头部朝下，臀部及下肢朝上，胸部及躯干在中间。

与头面部相应的耳穴在对耳屏与耳垂，与上肢相应的耳穴在耳舟，与躯干相应的耳穴在对耳轮，与下肢和臀相应的耳穴在对耳轮上、下脚，与盆腔相应的耳穴在三角窝，与消化道相应的耳穴在耳轮脚周围，与腹腔相应的耳穴在耳甲艇，与胸腔相应的耳穴在耳甲腔，与鼻咽部相应的耳穴在耳屏，与内分泌相应的耳穴在屏间切迹。

二、耳部的分区

为了方便取穴，依据《耳穴名称与定位》（GB/T 13734—2008）介绍耳穴，按耳的解剖结构将每个部位分为若干个区。本书中图片均依据人体真实耳朵照片绘制，绘制中关于等分问题存在一定误差，特此说明。

1. 耳轮分区

将耳轮分为 12 区。耳轮脚为耳轮 1 区。耳轮脚切迹到对耳轮下脚上缘之间的耳轮分为三等份，自下而上依次为耳轮 2 区、3 区、4 区；对耳轮下脚上缘到对耳轮上脚前缘之间的耳轮为耳轮 5 区；对耳轮上脚前缘到耳尖之间的耳轮为耳轮 6 区；耳尖到耳轮结节上缘的耳轮为耳轮 7 区；耳轮结节上缘到耳轮结节下缘的耳轮为耳轮 8 区。耳轮结节下缘至轮垂切迹之间的耳轮分为四等份，自上而下依次为耳轮 9 区、10 区、11 区和 12 区。

2. 耳舟分区

将耳舟分为六等份，自上而下依次为耳舟 1 区、2 区、3 区、4 区、5 区、6 区。

3. 对耳轮分区

将对耳轮分为 13 区。将耳轮上脚分为上、中、下三等份，下 1/3 为对耳轮 5 区，中 1/3 为对耳轮 4 区；再将上 1/3 分为上、下二等份，下 1/2 为对耳轮 3 区；再将上 1/2 分为前后二等份，后 1/2 为对耳轮 2 区，前 1/2 为对耳轮 1 区。对耳轮下脚分为前、中、后三等份，前、中 2/3 为对耳轮 6 区，后 1/3 为对耳轮 7 区。

将对耳轮体从对耳轮上、下脚分叉处至轮屏切迹分为五等份，再沿对耳轮耳甲缘将对耳轮体分为前 1/4 和后 3/4 两部分，前上 2/5 为对耳轮 8 区，后上 2/5 为对耳轮 9 区，前中 2/5 为对耳轮 10 区，后中 2/5 为对耳轮 11 区，前下 1/5 为对耳轮 12 区，后下 1/5 为对耳轮 13 区。

4. 三角窝分区

将三角窝由耳轮内缘至对耳轮上、下脚分叉处分为前、中、后三等份，中 1/3 为三角窝 3 区；再将前 1/3 分为上、中、下三等份，上 1/3 为三角窝 1 区，中、下 2/3 为三角窝 2 区；再将后 1/3 分为上、下二等份，上 1/2 为三角窝 4 区，下 1/2 为三角窝 5 区。

5. 耳屏分区

将耳屏分成 4 区。耳屏外侧面分为上、下二等份，上部为耳屏 1 区，下部为耳屏 2 区。将耳屏内侧面分上、下二等份，上部为耳屏 3 区，下部为耳屏 4 区。

6. 对耳屏分区

将对耳屏分为 4 区。由对屏尖及对屏尖至轮屏切迹连线之中点，分别向耳垂上线作两条垂线，将对耳屏外侧面及其后部分成前、中、后 3 区，前为对耳屏 1 区、中为对耳屏 2 区、后为对耳屏 3 区，对耳屏内侧面为对耳屏 4 区。

7. 耳甲分区

将耳甲用标志点、线分为 18 个区。在耳轮的内缘上，设耳轮脚切迹至对耳轮下脚间中、上 1/3 交界处为 A 点；在耳甲内，由耳轮脚消失处向后作一水平线与对耳轮耳甲缘相交，设交点为 D 点；设耳轮脚消失处至 D 点连线中、后 1/3 交界处为 B 点；设外耳道口后缘上 1/4 与下 3/4 交界处为 C 点；从 A 点向 B 点作一条与对耳轮耳甲艇缘弧度大体相仿的曲线；从 B 点向 C 点作一条与耳轮脚下缘弧度大体相仿的曲线。

将 BC 线前段与耳轮脚下缘间分成三等份，前 1/3 为耳甲 1 区，中 1/3 为耳甲 2 区，后 1/3 为耳甲 3 区。ABC 线前方，耳轮脚消失处为耳甲 4 区。将 AB 线前段与耳轮脚上缘及部分耳轮内缘间分成三等份，后 1/3 为耳甲 5 区，中 1/3 为耳甲 6 区，前 1/3 为耳甲 7 区。将对耳轮下脚下缘前、中 1/3 交界处与 A 点连线，该线前方的耳甲艇部为耳甲 8 区。将 AB 线前段与对耳轮下脚下缘间耳甲 8 区以后的部分，分为前、后二等份，前 1/2 为耳甲 9 区，后 1/2 为耳甲 10 区。在 AB 线后段上方的耳甲艇部，将耳甲 10 区后缘与 BD 线之间分成上、下二等份，上 1/2 为耳甲 11 区，下 1/2 为耳甲 12 区。由轮屏切迹至 B 点作连线，该线后方、BD 线下方的耳甲腔部为耳甲 13 区。以耳甲腔中央为圆心，圆心与 BC 线间距离的 1/2 为半径作圆，该圆形区域为耳甲 15 区。过 15 区最高点及最低点分别向外耳门后壁作两条切线，切线间为耳甲 16 区。15、16 区周围为耳甲 14 区。将外耳门的最低点与对耳屏耳甲缘中点相连，再将该线下的耳甲腔部分为上、下二等份，上 1/2 为耳甲 17 区，下 1/2 为耳甲 18 区。

8. 耳垂分区

将耳垂分为 9 区。在耳垂上线至耳垂下缘最低点之间画两条等距离平行线，于上平行线上引两条垂直等分线，将耳垂分为 9 个区，上部由前到后依次为耳垂 1 区、2 区、3 区；中部由前到后依次为耳垂 4 区、5 区、6 区；下部由前到后依次为耳垂 7 区、8 区、9 区。

9. 耳背分区

将耳背分为 5 区。分别过对耳轮上、下脚分叉处耳背对应点和轮屏切迹耳背对应点作两条水平线，将耳背分为上、中、下三部，上部为耳背 1 区，下部为耳背 5 区，再将中部分为内、中、外三等份，内 1/3 为耳背 2 区，中 1/3 为耳背 3 区，外 1/3 为耳背 4 区。

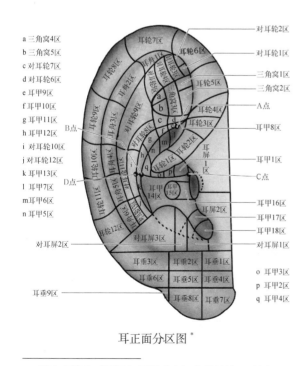

耳正面分区图 *

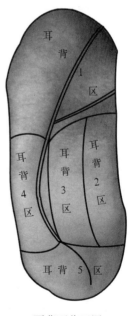

耳背面分区图

---

* 图中虚线为对耳屏与耳甲腔之间的分界线，后同。

三、耳穴的名称、定位与主治

本节参照《耳穴名称与部位》（GB/T 13734—2008）中的标准耳穴，将耳郭各部临床常用的耳穴名称、定位、功能与主治分叙如下。

耳轮穴位

1. 耳中

定位：在耳轮脚处，即耳轮 1 区。

功能：降逆止呕，清热凉血。

主治：呃逆，荨麻疹，皮肤瘙痒症，咯血，鼻出血，神经症，黄疸。

2. 直肠

定位：在耳轮脚棘前上方的耳轮处，即耳轮 2 区。

功能：调整肠腑，止泻通便。

主治：便秘，泄泻，脱肛，痔，痢疾。

3. 尿道

定位：在直肠上方的耳轮处，即耳轮 3 区。

功能：益肾缩泉，通利小便。

主治：遗尿，尿频，尿急，尿痛，尿潴留，尿道炎，前列腺炎。

4. 外生殖器

定位：在对耳轮下脚前方的耳轮处，尿道穴上方，即耳轮 4 区。

功能：补益肾阳，利湿止痒。

主治：睾丸炎，附睾炎，阴囊湿疹，外阴瘙痒，阴道炎，盆腔炎，输精管结扎术后阴器肿痛，阳痿，早泄，不射精症，腰痛，坐骨神经痛。

5. 肛门

定位：在三角窝前方的耳轮处，即耳轮 5 区。

功能：清肠止血，敛疮消痔，通便止泻。

主治：痔，肛裂，脱肛，肛门瘙痒，泄泻，痢疾，肛周炎。

6. 耳尖

定位：在耳郭向前对折的上部尖端处，即耳轮 6 区、7 区交界处。

功能：清热解毒，凉血降压，明目止痛。

主治：发热，高血压病，急性结膜炎，睑腺炎，神经衰弱，失眠，头痛，牙痛，痤疮，风疹，扁桃体炎，面瘫急性期。

7. 结节

定位：在耳轮结节处，即耳轮8区。

功能：疏肝理气，平肝潜阳。

主治：肝炎，胁痛，纳呆，头晕，头痛，高血压病。

8. 轮1～轮4

定位：耳轮9区～耳轮12区。

功能：清热解毒，利咽消肿。

主治：发热，上呼吸道感染，扁桃体炎，咽炎，喉炎。

耳 舟 穴 位

1. 指

定位：在耳舟上方处，即耳舟1区。

功能：疏经，活络，止痛。

主治：手指疼痛、麻木和拘挛，甲沟炎，指腹炎，手指冻疮，指关节扭伤，雷诺病。

2. 腕

定位：在指区下方处，即耳舟2区。

功能：疏经，活络，止痛。

主治：腕部疼痛，腕关节炎，腱鞘炎。

3. 风溪

定位：在耳轮结节前方，指区与腕区之间，即耳舟1区、2区交界处。

功能：祛风活血止痒，止咳平喘。

主治：荨麻疹，皮肤瘙痒症，神经性皮炎，过敏性皮炎，过敏性鼻炎，支气管哮喘，过敏性结肠炎，输液反应。

4. 肘

定位：在指区下方处，即耳舟3区。

功能：疏经，活络，止痛。

主治：肘部疼痛、屈伸不利，肱骨外上髁炎，风湿性肘关节炎，肘关节扭伤。

5. 肩

定位：在肘区下方处，即耳舟4区、5区。

功能：疏经，活络，止痛。

主治：肩周炎，肩关节扭伤、挫伤，上肢瘫痪，落枕。

6. 锁骨

定位：在肩区下方处，即耳舟6区。

功能：疏经，活络，止痛。

主治：肩周炎，肩背痛，落枕，颈椎病，风湿病，无脉病。

对耳轮穴位

1. 跟

定位：在对耳轮上脚前上部，即对耳轮1区。

功能：强筋壮骨止痛。

主治：足跟疼痛，跟骨骨质增生，肾虚腰痛。

2. 趾

定位：在耳尖下方的对耳轮上脚后上部，即对耳轮2区。

功能：活血通络，消肿止痛。

主治：甲沟炎，趾关节扭伤，趾部疼痛、麻木、瘙痒，足趾拘挛或弛缓不收。

3. 踝

定位：在趾、跟区下方处，即对耳轮3区。

功能：疏经活络，活血止痛。

主治：踝关节扭挫伤，踝关节炎。

4. 膝

定位：在对耳轮上脚的中1/3处，即对耳轮4区。

功能：疏经活络，祛风除湿止痛。

主治：膝关节肿痛，增生性膝关节炎，膝关节扭伤，髌上滑囊炎。

5. 髋

定位：在对耳轮上脚的下1/3处，即对耳轮5区。

功能：疏经活络，止痛利关节。

主治：髋关节疼痛，股骨头坏死，坐骨神经痛，腰骶部疼痛。

6. 坐骨神经

定位：在对耳轮下脚的前2/3处，即对耳轮6区。

功能：舒筋通络，活血止痛。

主治：腰骶部疾病，坐骨神经痛，下肢瘫痪。

7. 交感

定位：在对耳轮下脚末端与耳轮内缘相交处，即对耳轮6区前端。

功能：镇静安神，解痉止痛。

主治：胃肠痉挛，心、胆、肾绞痛，尿路结石，胆石症，血栓闭塞性脉管炎，静脉炎，雷诺病，自主神经功能紊乱，肢端动脉痉挛。

8. 臀

定位：在对耳轮下脚的后1/3处，即对耳轮7区。

功能：疏经活络，祛风止痛。

主治：臀上皮神经炎，臀上皮神经卡压综合征，坐骨神经痛，臀筋膜炎，臀、骶部疾病。

9. 腹

定位：在对耳轮体前部上2/5处，即对耳轮8区。

功能：活血通络，解痉止痛。

主治：腹痛，腹胀，泄泻，便秘，痢疾，痛经，月经不调，产后宫缩痛，急性腰扭伤，腹部术后疼痛，尿潴留，肥胖症。

10. 腰骶椎

定位：在腹区后方，即对耳轮9区。

功能：益肾健腰，通经活络，祛瘀止痛。

主治：腰骶部疼痛，腰肌劳损，肾结石，肾炎，腰腿痛，腰扭伤，骶髂关节炎，强直性脊柱炎，遗尿，尿潴留。

11. 胸

定位：在对耳轮体前部中2/3处，即对耳轮10区。

功能：通经活络，祛瘀止痛。

主治：胸闷，胸痛，胸胁疼痛，急、慢性乳腺炎，经前乳房胀痛，乳少，带状疱疹。

12. 胸椎

定位：在胸区后方，即对耳轮11区。

功能：疏经活络，解痉止痛，通利关节。

主治：胸胁疼痛，经前乳房胀痛，产后乳少，乳腺炎，胸椎小关节紊乱，胸椎退行性变，各种原因引起的胸背部疼痛。

13. 颈

定位：在对耳轮体前部下 1/5 处，即对耳轮 12 区。

功能：疏经活络，解痉止痛。

主治：落枕，颈椎病，肩背痛，斜颈，颈部肿痛，甲状腺功能亢进症或甲状腺功能减退症，甲状腺炎。

14. 颈椎

定位：在颈区后方，即对耳轮 13 区。

功能：疏经活络，祛风止痛。

主治：落枕，颈椎痛，颈部肌纤维组织炎，颈部扭伤及各种原因引起的颈部疼痛，甲状腺功能亢进症或甲状腺功能减退症，甲状腺炎。

三角窝穴位

1. 角窝上

定位：在三角窝前 1/3 的上部，即三角窝 1 区。

功能：息风止痛，止痉，平肝潜阳。

主治：高血压病，眩晕，头痛，惊风，抽搐。

2. 内生殖器

定位：在三角窝前 1/3 的下部，即三角窝 2 区。

功能：补益肝肾，活血化瘀，调经止带，止痛止遗。

主治：痛经，闭经，月经不调，盆腔炎，白带过多，功能失调性子宫出血，子宫内膜炎，遗精，早泄，阳痿，精子减少症，精液不液化，不射精症，性征发育不全，性欲减退，更年期综合征。

3. 角窝中

定位：三角窝中 1/3 处，即三角窝 3 区。

功能：疏肝养血，止咳平喘。

主治：哮喘，咳嗽，过敏性疾病，各型肝炎，肋间神经痛。

4. 神门

定位：在三角窝后 1/3 上部，即三角窝 4 区。

功能：醒脑开窍，镇静安神，清热解毒，祛风止痒，镇痛止痉。

主治：痫证，失眠，多梦，郁证，癔症，痛证，咳嗽，哮喘，眩晕，高血压病，过敏性疾病，戒断综合征，竞技综合征，中风，晕厥，高热，惊风，阳痿，遗精，早泄，阴缩。

5. 盆腔

定位：在三角窝后 1/3 下部，即三角窝 5 区。

功能：活血化瘀，调经止痛，止带止遗。

主治：盆腔炎，输卵管卵巢炎，痛经，闭经，不孕，阳痿，遗精，早泄，精子减少症，精液不液化，不射精症，前列腺炎，尿道炎，尿道口痛，阴缩。

耳屏穴、对耳屏穴

1. 上屏

定位：在耳屏外侧面上 1/2 处，即耳屏 1 区。

功能：补益肝肾，缩泉止渴，降糖。

主治：咽炎，单纯性肥胖，糖尿病，尿崩症，心悸，眩晕，耳鸣。

2. 下屏

定位：在耳屏外侧面下 1/2 处，即耳屏 2 区。

功能：健脾化痰，理气和中。

主治：鼻炎，单纯性肥胖，甲状腺功能亢进症或甲状腺功能减退症，糖尿病。

3. 外耳

定位：在屏上切迹前方近耳轮部，即耳屏 1 区上缘处。

功能：通络通窍，补益肾精。

主治：外耳道炎，中耳炎，耳鸣，耳聋，眩晕。

4. 屏尖

定位：在耳屏游离缘上部尖端，即耳屏 1 区后缘处。

功能：清热解毒，止痛。

主治：各种原因引起的发热，牙痛等各种痛症，腮腺炎，咽炎，扁桃体炎，结膜炎。

5. 外鼻

定位：在耳屏外侧面中部，即耳屏 1 区、2 区之间。

功能：活血通络，疏风开窍。

主治：鼻疖，鼻塞，鼻前庭炎，过敏性鼻炎，鼻衄。

6. 肾上腺

定位：在耳屏游离缘下部尖端，即耳屏 2 区后缘处。

功能：培元固本，回阳救逆，祛风止痛，清热解毒。

主治：低血压，高血压病，风湿性关节炎，腮腺炎，疟疾，链霉素中毒性眩晕，哮喘，休克，鼻炎，急性结膜炎，咽炎，过敏性皮炎，荨麻疹，输液反应，药物过敏。

7. 咽喉

定位：在耳屏内侧面上 1/2 处，即耳屏 3 区。

功能：清热解毒，清音利咽。

主治：声音嘶哑，急、慢性咽喉炎，扁桃体炎，支气管炎。

8. 内鼻

定位：在耳屏内侧面下 1/2 处，即耳屏 4 区。

功能：疏风散寒，宣通鼻窍。

主治：鼻炎，副鼻窦炎，鼻衄，感冒鼻塞。

9. 屏间前

定位：在屏间切迹前方耳屏最下部，即耳屏 2 区下缘处。

功能：滋阴降火，清肝明目。

主治：近视，视力降低，青光眼，白内障，视网膜炎。

10. 额

定位：在对耳屏外侧面的前部，即对耳屏 1 区。

功能：醒脑开窍，镇静止痛，安神。

主治：头晕，头痛，头重如裹，失眠，多梦，健忘，鼻炎，额窦炎，牙痛。

11. 屏间后

定位：在屏间切迹后方对耳屏前下部，即对耳屏 1 区下缘处。

功能：清热解毒，消肿止痛，降眼压。

主治：屈光不正，近视，视力降低，青光眼，白内障，视网膜炎，睑腺炎。

12. 颞

定位：在对耳屏外侧面中部，即对耳屏 2 区。

功能：开窍止痛。

主治：偏头痛，近视，头晕，头昏，耳鸣，耳聋，嗜睡。

13. 枕

定位：对耳屏外侧面的后部，即对耳屏 3 区。

功能：平肝息风，镇静安神。

主治：头晕，头昏，头痛，失眠，神经衰弱，痫证，抽搐，颈项强痛，面肌痉挛，晕动病，神经性呕吐，高血压病，咳嗽，哮喘，皮肤瘙痒症。

14. 皮质下

定位：在对耳屏内侧面，即对耳屏 4 区。

功能：醒脑开窍，镇静安神，回阳救逆，镇痛止痉。

主治：各种痛症，健忘，失眠，嗜睡，癔症，郁证，精神分裂症，假性近视，胃溃疡，泄泻，高血压病，冠心病，心律失常，惊风，抽搐，呃逆，呕吐，晕厥。

15. 对屏尖

定位：在对耳屏游离缘尖端，即对耳屏 1 区、2 区、4 区交点处。

功能：宣肺止咳，化痰止喘。

主治：支气管炎，哮喘，腮腺炎，睾丸炎，附睾炎，皮肤瘙痒症。

16. 缘中

定位：在对耳屏游离缘上，对耳屏尖与轮屏切迹之中点处，即对耳屏 2 区、3 区、4 区交点处。

功能：填精益髓，醒脑开窍，镇静安神，活血化瘀，止血。

主治：遗尿，梅尼埃病，月经过多，功能失调性子宫出血，更年期综合征，大脑发育不全，脑炎，脑震荡后遗症，侏儒，失眠，嗜睡，癔症，郁证。

17. 脑干

定位：在轮屏切迹处，即对耳屏 3 区、4 区与对耳轮之间。

功能：平肝息风，醒脑开窍，镇静安神。

主治：头痛，失眠，多梦，神经衰弱，精神发育迟滞，痫证，抽搐，脑震荡后遗症，脑炎后遗症，耳鸣，低热，支气管炎，过敏性皮炎，中风，抽搐，惊风，角弓反张，发育不全，头痛，眩晕，高血压病，假性近视。

耳 甲 穴

1. 口

定位：在耳轮脚下方前 1/3 处，即耳甲 1 区。

功能：舒利关节，养阴生津。

主治：面瘫，口腔炎，胆囊炎，胆石症，烟酒戒断综合征，牙周炎，舌炎，颞颌关节紊乱综合征。

2. 食道

定位：在耳轮脚下方中 1/3 处，即耳甲 2 区。

功能：清咽利膈，宽胸理气化痰。

主治：食管炎，食管痉挛，胸闷，癔症性吞咽困难，噎膈，胸闷。

3. 贲门

定位：在耳轮脚下方后 1/3 处，即耳甲 3 区。

功能：解痉和胃止呕。

主治：呃逆，呕吐，胃痛，恶心，食欲不振。

4. 胃

定位：在耳轮脚消失处，即耳甲 4 区。

功能：健脾和胃，消积导滞，降逆止呕。

主治：胃炎，胃溃疡，失眠，消化不良，恶心，呕吐，食欲不振，疳积，食积。

5. 十二指肠

定位：在耳轮脚上缘及部分耳轮与 AB 线之间的后 1/3 处，即耳甲 5 区。

功能：理气止痛。

主治：十二指肠球部溃疡，幽门痉挛，胃酸缺乏症，胆囊炎，胆石症，腹胀，泄泻，腹痛。

6. 小肠

定位：在耳轮脚上缘及部分耳轮与 AB 线之间的中 1/3 处，即耳甲 6 区。

功能：理气止痛，消积导滞。

主治：食积，腹痛，泄泻，腹胀，胃肠功能紊乱，心律不齐，口腔溃疡，咽痛，小便赤热，失眠。

7. 大肠

定位：在耳轮脚上缘及部分耳轮与 AB 线之间的前 1/3 处，即耳甲 7 区。

功能：理气止痛，消积导滞，清热凉血。

主治：泄泻，便秘，咳嗽，鼻炎，咽炎，痤疮。

8. 阑尾

定位：在小肠区与大肠区之间，即耳甲 6 区、7 区交界处。

功能：活血化瘀，理气清热，止痛。

主治：单纯性阑尾炎，泄泻，腹痛。

9. 艇角

定位：在耳甲艇对耳轮下脚下方前部，即耳甲 8 区。

功能：清下焦，益肾气。

主治：前列腺炎，前列腺增生，尿道炎，性功能减退。

10. 膀胱

定位：在耳甲艇部，对耳轮下脚下方中部，即耳甲 9 区。

功能：清热通淋，助阳化气，固摄止遗。

主治：膀胱炎，尿道炎，前列腺炎，尿潴留，遗尿，尿失禁，腰痛，坐骨神经痛，尿路结石。

11. 肾

定位：在耳甲艇部，对耳轮下脚下方后部，即耳甲 10 区。

功能：补肾益精，通利水道，强健腰脊，聪耳明目。

主治：遗精，阳痿，早泄，精子减少症，精液不液化，不射精症，性征发育不全，遗尿，小便不利，肾盂肾炎，尿道炎，膀胱炎，月经不调，腰痛，泄泻，足跟痛，哮喘，失眠，多梦，健忘，耳鸣，重听，夜盲，青光眼，白内障，中心性视网膜炎。

12. 输尿管

定位：在耳甲艇部，肾区与膀胱区之间，即耳甲 9 区、10 区交界处。

功能：利尿通淋，清热止痛。

主治：输尿管结石绞痛，肾绞痛，泌尿系感染。

13. 胰胆

定位：在耳甲艇的后上部，即耳甲 11 区。

功能：健脾和中，疏肝利胆。

主治：消化不良，胆囊炎，胆石症，胆道蛔虫症，偏头痛，带状疱疹，肋间神经痛，中耳炎，耳鸣，听力减退，胰腺炎，糖尿病，口苦，胁痛。

14. 肝

定位：在耳甲艇的后上部，即耳甲 12 区。

功能：健脾和中，疏肝利胆，醒神明目。

主治：各型肝炎，胆囊炎，胆石症，胆道蛔虫症，偏头痛，带状疱疹，肋间神经痛，眩晕，经前期综合征，月经不调，更年期综合征，高血压病，假性近视，青光眼，睑腺炎，急性结膜炎。

15. 艇中

定位：在 AB 线之中点，小肠区与肾区之间，即耳甲 6 区、10 区交界处。

功能：理中和脾，清热止痛，利水消肿。

主治：腹痛，腹胀，胆道蛔虫症，腮腺炎，低热，前列腺炎，水肿，泌尿系结石，肥胖症。

16. 脾

定位：在 BD 线下方，耳甲腔的后上部，即耳甲区 13 区。

功能：健脾和胃，补中益气。

主治：腹胀，泄泻，便秘，食欲不振，功能失调性子宫出血，盆腔炎，眩晕，水肿，痿证，内脏下垂，失眠。

17. 心

定位：在耳甲腔正中凹陷处，即耳甲 15 区。

功能：疏通心络，宁心安神，镇静止痛。

主治：失眠，多梦，心悸，心绞痛，无脉病，心律不齐，高血压病，低血压，气管炎，咳嗽，癔症，口舌生疮，皮肤瘙痒症，各种痛证。

18. 气管

定位：在耳甲腔内，心区与外耳门之间，即耳甲 16 区。

功能：止咳化痰，宣肺平喘。

主治：咳嗽，哮喘，咽喉炎，上呼吸道感染，急、慢性气管炎。

19. 肺

定位：在耳甲腔内，心区和气管区周围，即耳甲 14 区。

功能：补益肺气，滋阴润燥，止咳化痰，宣肺平喘。

主治：咳嗽，哮喘，胸闷，声音嘶哑，咽炎，盗汗，痤疮，扁平疣，皮肤瘙痒症，神经性皮炎，荨麻疹，便秘，戒断综合征，水肿，小便不利，前列腺增生。

20. 三焦

定位：在耳甲腔内，外耳门后下方，肺与内分泌两穴区之间，即耳甲 17 区。

功能：通利水道，调理三焦，消肿利尿。

主治：腹胀，便秘，水肿，糖尿病，肝炎，耳鸣，耳聋，上肢外侧痛，肥胖症。

21. 内分泌

定位：在屏间切迹内，耳甲腔的前下部，即耳甲 18 区。

功能：清热解毒，祛湿止痛，祛风止痒。

主治：甲状腺功能亢进症或甲状腺功能减退症，糖尿病，肥胖症，更年期综合征，痛经，月经不调，痤疮，前列腺炎，遗精，早泄，阳痿，不育不孕，过敏性鼻炎，湿疹，风湿性关节炎，药物过敏，输液反应，术后刀口疼痛。

耳 垂 穴

1. 牙

定位：在耳垂正面前上部，即耳垂1区。

功能：清热解毒，活血止痛。

主治：牙痛，牙周炎，牙龈炎，唇疹，低血压。

2. 舌

定位：在耳垂正面中上部，即耳垂2区。

功能：清热降火，活血通络。

主治：舌炎，口腔炎，口腔溃疡，唇疹，失语。

3. 颌

定名：在耳垂正面后上部，即耳垂3区。

功能：消炎止痛，通经活络。

主治：牙痛，牙周炎，牙龈出血，颞颌关节功能紊乱，三叉神经痛。

4. 垂前

定位：在耳垂正面前中部，即耳垂4区。

功能：宁心安神，镇静止痛。

主治：失眠，多梦，牙痛。

5. 眼

定位：在耳垂正面中央部，即耳垂5区。

功能：清肝明目，降火，止痛消肿。

主治：假性近视，急、慢性结膜炎，电光眼，睑腺炎，视网膜炎，迎风流泪。

6. 内耳

定位：在耳垂正面后中部，即耳垂6区。

功能：开窍醒神，补肾聪耳。

主治：内耳眩晕症，耳鸣，耳聋，听力减退或亢进，中耳炎。

7. 面颊

定位：在耳垂正面，眼区与内耳区之间，即耳垂5区、6区交界处。

功能：祛风活络，消炎止痛。

主治：周围性面瘫，面肌痉挛，痤疮，扁平疣，黄褐斑，腮腺炎，三叉神经痛。

8. 扁桃体

定位：在耳垂正面下部，即耳垂 7 区、8 区、9 区。

功能：清热解毒，消肿止痛，利咽开窍。

主治：扁桃体炎，咽炎，音哑，失声。

耳背穴位

1. 耳背心

定位：在耳背上部，即耳背 1 区。

功能：宁心安神，通络止痛。

主治：心悸，失眠，多梦，心绞痛，胸闷。

2. 耳背肺

定位：在耳背中内部，即耳背 2 区。

功能：宣肺平喘，宽胸理气。

主治：气管炎，支气管炎，哮喘，肺炎，皮肤瘙痒，荨麻疹，湿疹，感冒，咽炎。

3. 耳背脾

定位：在耳背中央部，即耳背 3 区。

功能：健脾和胃，理气和中，升提中气。

主治：胃炎，食欲不振，腹胀，泄泻，便秘，胃下垂，肾下垂，子宫下垂，脱肛。

4. 耳背肝

定位：在耳背中外部，即耳背 4 区。

功能：补益肝肾，疏肝理气止痛，清肝明目，清热利湿。

主治：胆囊炎，胆石症，肋间神经痛，头痛，眩晕，假性近视，急、慢性结膜炎，电光眼，睑腺炎，视网膜炎，阳痿，遗精，早泄。

5. 耳背肾

定位：在耳背下部，即耳背 5 区。

功能：补益肝肾，填精补髓，滋阴降火。

主治：头痛，眩晕，神经衰弱，多梦，失眠，五心烦热，月经不调，带下病，不孕症，阳痿，遗精，早泄，更年期综合征。

6. 耳背沟

定位：在对耳轮沟和对耳轮上、下脚沟处。

功能：平肝息风，降血压。

主治：高血压病，皮肤瘙痒，头痛，眩晕，惊风，抽搐，儿童多动症。

7. 上耳根

定位：在耳根最上处。

功能：清热凉血，息风止痛。

主治：中风，鼻衄，哮喘，惊风，抽搐，儿童多动症。

8. 耳迷根

定位：在耳轮脚后沟的耳根处。

功能：疏肝利胆，理气止痛。

主治：胆囊炎，胆石症，胆道蛔虫症，肋间神经痛，鼻炎，心动过速，腹痛，泄泻。

9. 下耳根

定位：在耳根最下处。

功能：补益肾气。

主治：低血压，下肢瘫痪，内分泌失调引起的各种疾病。

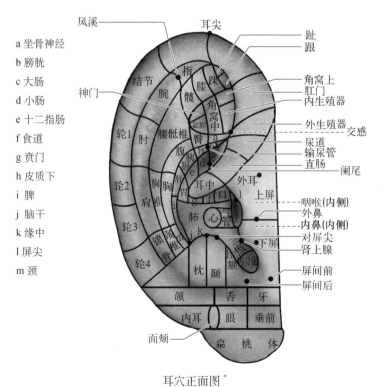

耳穴正面图 *

---

* 图中虚线表示内侧或交界处，后同。

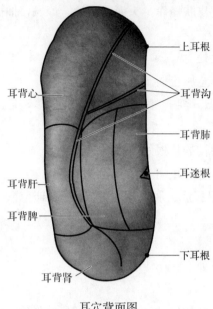

上耳根

耳背沟

耳背心

耳背肺

耳迷根

耳背肝

耳背脾

下耳根

耳背肾

耳穴背面图

第四节 耳穴的诊断作用

耳穴诊断法是临床上依据耳郭穴位上出现的异常反应进行辅助诊断的方法。当人体有病时，往往会在耳郭的相应部（穴）位出现色泽、形态的异常变化，以及压痛、皮肤低电阻等改变，这些均能辅助临床诊断。如在心区出现环状、条状、弧状改变，即可协助诊断冠心病等。

例如，《灵枢·阴阳二十五人》云："手少阳之上，血气盛则眉美以长，耳色美。血气皆少则耳焦、恶色。"《灵枢·本脏》云："高耳者，肾高；耳后陷者，肾下；耳坚者，肾坚；耳薄不坚者，肾脆；耳好前居牙车者，肾端正；耳偏高者，肾偏倾也。"《证治准绳》云："凡耳轮红润者生，或黄、或白、或黑、或青而枯燥者死，薄而白、薄而黑者皆为肾败。"

耳穴诊断的主要方法有视诊法、按压法。

一、视诊法

视诊法是指用肉眼或借助放大镜直接观察耳郭的相应穴区，由内向外、由上向下地观察整个耳郭，注意有无变色、变形、丘疹、凹陷、脱屑等阳性反应，以协助诊断或指导定穴、选穴的方法。

（1）用拇指和食指牵拉耳郭，对准光线，两眼平视耳郭，由上到下，按照解剖部位仔细观察。

（2）有可疑色泽阳性反应时，用无名指将耳背顶起，使阳性反应点的皮肤先绷紧后放松，反复几次，同时观察阳性点的色泽、大小、形态等变化。

（3）有可疑阳性反应时，即与对侧耳郭的相应部位仔细对照，以甄别真伪。

（4）有可疑结节、隆起等阳性反应时，用手指或探棒探查结节的大小、硬度、边缘是否整齐，有无移动或压痛。

（5）望三角窝、耳甲艇部位时，用手指或探棒扩开耳轮脚、对耳轮下脚；望耳甲腔时，用拇指、食指捏住耳垂下拉，以便观察。

（6）应用脏腑和五行学说解释阳性反应。某一脏或腑区域有阳性反应时，同时观察与之相关的脏腑区域是否出现阳性反应，如心区出现阳性反应时，看一下小肠区是否有阳性反应。

视诊法包括察色和察形。

察色即通过观察耳郭的色泽协助诊断疾病。常见耳部颜色有红、白、灰、青紫色、深褐色。淡红色，可见于疾病初发或恢复期，或病史较长、热毒较轻；鲜红色，可见于急性痛症、炎症、出血性疾病，热势较盛、有继续发展的趋势；绛红色，可见于病情较重者；暗红色，可见于疾病的恢复期，或病程较长者；白色，可见于慢性、器质性、退行性病变，或旧病复发，多属虚寒证；淡白色，可见于慢性器质性疾病，脏腑器官功能虚弱，抗病能力低下；苍白色，可见于痛证、惊吓所致疾病；灰白色，可见于病情严重，难以恢复者；灰色，可见于久病、恶性病；青紫色，可见于血瘀证；深褐色，可见于疾病病愈后，在与疾病相关的耳穴上呈现色素加深，色素沉着表现。

察形即诊察耳部的形态变化。耳郭出现的隆起、凹陷、水肿，其形状有点、片、线状或不规则状；有时出现皮肤粗糙、增厚或皱褶；有时呈现线状或较深的凹陷，称为"耳折征"。常见的隆起有结节状、串珠状、线形、条状、片条状，以及大片圆形与不规则隆起。耳郭变形反应多见于慢性器质性疾病，变形反应对耳穴视诊及触诊均有重要意义。

二、按压法

用探捧、特制的弹簧探针、火柴棒、大头针、牙签等，以均匀的压力在耳郭的穴区寻找压痛敏感点。压痛点可出现于某一患病器官的相应部位穴区内，亦可出现在穴区附近，或两个相邻穴区之间。

耳穴压痛在一定程度上能反映患病器官或部位的病理变化与功能改变，压痛点的出现与消失及疼痛的程度与临床上疾病的发生或消失、减轻或加重都有直接的关系。它可随病而出，病愈而消。因此，压痛点不仅可以作为探查、定穴的标志，也可作为判断病情转归、预后的参考依据，必须认真寻探。如耳穴区域疼痛呈隐痛、酸痛多提示虚证，疼痛呈刺痛多提示瘀血、湿热。多数肿瘤患者还可于肾上腺、皮质下、内分泌同时出现敏感点，这三点也可作为耳穴诊断肿瘤的参考。

方 法

1. 压痛法

（1）以探棒直接按压耳穴，探棒的直径以 1.5 毫米为宜，压力要均匀一致，按压时间要相等。

（2）按压时密切观察患者的表情反应，有无呼吸、皱眉、眨眼、躲闪等动作，并询问患者的感觉，如有无酸、胀、麻、痛的感觉。

（3）按压的耳穴反应不明显时，可在穴区周围多按几个点，让患者感受哪个点最敏感。

2. 划动法

（1）用探棒在耳郭各穴位逐一划动，寻找阳性反应点。

（2）划动法既能发现阳性反应点，又能不遗漏敏感点。

（3）划动时要注意敏感点发出响声的强弱，反应速度的快慢，音频的高低，并注意探笔或探棒下有无隆起、凹陷等反应。

3. 点压法

用探棒或探笔，在耳郭各穴位及其周围区域逐一点压，寻找敏感点，并鉴别敏感点的反应程度。注意点压部位出现凹陷的深浅，凹陷恢复的时间，以凹陷深、恢复慢为阳性反应。

常用压痛敏感程度分级标准

1. 正负法

无疼痛反应为 –；有疼痛反应为 +；疼痛伴眨眼、皱眉等轻微反应，但能忍受为 ++；疼痛明显，伴躲闪为 +++；疼痛难忍、拒按为 ++++。

2. 分度法

Ⅰ度：呼痛而能忍受；Ⅱ度：呼痛而伴眨眼、皱眉；Ⅲ度：呼痛而躲闪、拒按。

2

第二章

耳穴疗法的操作

第一节　耳穴刺法

一、耳穴毫针法

1. 针具及器械

毫针（长 0.5 寸，其粗细有 28 号、30 号等），75% 酒精棉球，血管钳或镊子，耳穴探测棒（可选用棉棒、针柄或大头针针尾），消毒干棉球。

2. 消毒

应用 75% 酒精棉球，由内至外，由上至下，对耳郭进行全部消毒，尤其要注意三角窝、耳甲腔、耳甲艇、耳孔周围和耳屏内侧等部的消毒。耳针采用一次性针具，医生手指也要消毒。

3. 耳穴探查

探查耳穴的压痛点，并应用耳穴探棒轻轻按揉一下，使之成为一个充血的压痕，以便于针刺。也可以在消毒前轻轻按揉耳朵，使耳朵充血。

4. 体位、进针、行针、留针、起针

采用坐位，精神紧张、怕针或病重体弱者，可选用卧位进针。

针刺的深度应视耳郭局部的厚薄、穴位的位置而定，刺入 3～5 毫米深即达软骨，不可刺透耳郭对面皮肤。手法以小幅度捻转为主，角度为 180° 以内。若局部感应强烈，可不行针。

留针时间一般为 20～30 分钟，慢性病、疼痛性疾病可适当延长留针时间，小儿、老年人不宜长时间留针。

起针时，左手托住耳背，右手起针，并用消毒干棉球压迫针孔片刻，以防出血，必要时再用 2% 碘酒棉球涂擦一次。

5. 注意事项

（1）和体针一样，针刺耳穴，也有晕针现象，应注意预防，如已发生，处理方法参照体针晕针。

（2）对肢体功能障碍及扭伤、小儿脑瘫的患者，在留针期间，嘱患者自行适当活动或被动活动关节，可起到行气、通络止痛的作用。

（3）针刺耳穴，疼痛感较重，应做好思想工作，鼓励患者坚持治疗。

二、耳穴电针法

1. 操作方法

（1）毫针的针刺同耳穴毫针法。

（2）把性能良好的电针仪的电流输出调节旋钮拨至"0"位，然后将一对输出导线之正、负极分别连接在两根毫针柄上，选择好所需的波形和频率；再打开电针仪的开关，慢慢调节电流输出旋钮，使电流强度逐渐增大至所需的刺激量，以患者能忍耐为度。但不能完全按照患者要求的电流强度，因为有的患者为追求疗效，往往追求大的电流强度。

治疗完毕后可先将旋钮拨回"0"位，再关闭电源开关，撤去导线，将毫针轻轻捻转几次，最后起针。

（3）每次通电时间以 10～20 分钟为宜，疼痛性疾病可以适当延长通电时间，每天或隔天治疗 1 次。

2. 注意事项

（1）治疗中应当注重与患者的沟通，注意观察患者动态，及时调整电流强度。

（2）中等刺激量即可，对于顽固性痛症，可适当增大电流强度。

（3）电针偏于泻，刺激量较大、较强，对于体弱多病者、老年人、孕妇及儿童等应当慎重应用。

三、耳穴埋针法

常用的皮内针有麦粒针和揿针两种。

1. 操作方法

（1）耳穴探查，应用耳穴探测棒或耳穴探测仪测得所选耳穴的压痛点或低电阻变化点，并应用耳穴探测棒轻轻按揉一下，使之成为一个充血的压痕，以便于针刺。

（2）应用 75% 酒精或碘伏严格地对耳郭的各部进行消毒。

（3）医者左手固定耳郭，绷紧耳针处的皮肤，右手用镊子夹住消毒的皮内针针柄，轻轻刺入所选耳穴内，刺入针体的 2/3，再用抗过敏胶布固定。若用环形揿钉状皮内针时，因针环不易拿取，可直接将针环贴在预先剪好的小块胶布上，再按揿在耳穴内。

（4）仅埋患侧单耳，每次埋针2～3穴，每天自行按揉3～5次，留针3～5天。

2. 注意事项

（1）严格消毒针具和耳部，预防感染。

（2）埋针处如因疼痛而影响工作和休息时，可将皮内针取出。

（3）如果患者所埋针的针孔附近出现红、肿、热、痛的症状，应当立即将针取出，并给予整个耳郭消毒处理。

（4）耳部皮肤有炎症、冻疮者或皮肤对胶布过敏者，不适于应用本法进行治疗。

第二节　灸耳法

一、常用的灸耳法

1. 温和灸

选用艾条进行全耳郭的施灸，点燃艾条一端，对准耳穴，距皮肤 2 厘米左右，施灸时以耳郭显著充血、有灼热感为度。每次施灸 3～5 分钟，两耳交替使用，隔天 1 次。

本法适用于诸多疾病。

2. 线香灸

耳穴小而穴位集中，将点燃的卫生香对准所选的耳穴灸治，穴位不宜过多，以 2～3 穴为宜，通常以患者感到温热而稍有灼痛为度，每次施灸 3～5 分钟，两耳交替使用，隔天 1 次。

本法主要适用于运动系统和脏腑疾病。

3. 灯草灸

将事先准备好的灯心草剪成 1 厘米长，并用麻油浸泡。治疗时将灯心草置于患者耳尖或其他耳穴，亦可运用小镊子夹持在耳穴上，用火柴点燃，任其燃烧，待燃尽之时，有时会发出轻微的"噼啪"声；或者点燃灯心草，对准耳穴，迅速点灸，听到一声清脆的声响，为 1 壮，故又有"爆星法"之名。每穴施灸 1～3 壮，两耳交替使用，隔天 1 次。

本法主要适用于病毒性腮腺炎、结膜炎、咽喉炎、咳喘、小儿积滞、疳积、带状疱疹、小儿惊风、小儿夜啼等病症。

二、注意事项

（1）施灸时注意避开头发，以免燃烧。

（2）施灸的灸量以耳郭潮红，稍有灼热感，但未起水疱为准。如已起水疱可应用鸡蛋黄油或京万红膏涂抹，以促进水疱自然消退；切勿将水疱刺破，以防感染。

（3）再次施灸时，宜更换耳郭或耳穴。

（4）精神紧张、严重心脏病及孕妇慎用灸法。孕妇尤需注意禁灸内生殖器、腰骶椎等耳穴。

第三节 耳压法

一、药籽贴耳法

1. 材料准备

（1）药籽：最常用的药籽为生王不留行，亦可采用莱菔子、油菜籽、决明子、蔓荆子、急性子、白芥子、绿豆等。

王不留行：入肝、肾经。通乳消肿、行气活血，主治乳汁不通、闭经、乳腺炎、疼痛性疾病。

绿豆：入心、胃经。清热解毒、祛暑止渴，主治暑热烦渴、中暑（或预防中暑）、疮疖肿毒等。

莱菔子：入脾、胃、肺经。下气定喘、化痰消食，主治胸腹胀满、食积、咳嗽、气喘、痢疾。

白芥子：入肺经。豁痰利气、散结止痛，主治咳嗽、胸胁支满、寒痰壅滞、痹证。

急性子：入心、肝经。活血通经、软坚散结，主治闭经、月经不调、难产、泄泻、痢疾、肿瘤、肝脾肿大。

药籽的选用以圆润光滑、大小适度者为佳。将药籽用75%酒精浸泡20～30分钟，或用沸水烫片刻，捞出晾干，贮存于玻璃瓶中备用。

（2）耳压板：医疗器械部门出售的耳压板，制作精良，易于临床使用。

（3）自制贴压胶布：若没有耳压板或不选用王不留行进行耳压法，则可根据所选的药籽，将医用胶布剪成边长为0.6厘米或0.8厘米的小正方形，将药籽粘贴于小胶布中央，以供临床治疗时使用。

2. 操作方法

耳郭皮肤常规消毒，待皮肤干后，左手上托耳郭背部，右手持镊子或蚊式钳将预先准备好的贴籽胶布贴于已选定的耳穴上，贴压牢固，按揉片刻。嘱患者每天自行按揉耳穴贴3～4次，每次每个穴位按揉10～20次或1～2分钟。耳穴贴保留3～5天，亦可根据病情灵活掌握，每次贴压一侧耳郭，左右耳交替，

5～10 天为 1 个疗程。

3. 注意事项

（1）有对胶布或者耳贴过敏的患者，不适用此方法。治疗中如出现过敏现象，应当立即将胶布或耳贴取下。

（2）每次所选耳穴不宜过多，以 3～5 穴为宜。

（3）贴压期间避免耳郭受水浸湿，以免贴敷张力降低或胶布脱落。

（4）贴压后自行按摩时，以按揉为主，切勿揉搓，也不宜过度重按，以免损伤皮肤而导致感染。

（5）耳郭有冻疮、炎症时不宜贴压。

二、耳穴贴药法

耳穴贴药法是将临床常用的中成药药丸或药物作为刺激物贴压在耳穴上的一种方法。

1. 常用药及适应证

六神丸：具有清热解毒、利咽开音的作用，适用于咽喉炎、梅核气、扁桃体炎、气管炎等病症。

喉症丸：具有清热解毒、宣肺利咽的功效，适用于咽痛、咽炎、梅核气、扁桃体炎、气管炎等病症。

冰片：芳香开窍，善于走窜入心。可用 0.4 厘米 × 0.4 厘米的冰片贴于耳穴，多用于治疗失眠、神经衰弱、眩晕、心律失常。

2. 操作方法

常规消毒耳郭皮肤，将所选药物粘于边长为 0.6 厘米的正方形胶布上，每次选一侧耳穴，2～3 天换 1 次，两耳交替，10 次为 1 个疗程。

第四节　耳穴放血法

耳穴放血法，指应用三棱针、一次性采血针或 26 号 0.5 寸毫针对准耳穴或浅表络脉进行点刺放血的疗法。本法具有活血化瘀、开窍醒神、镇静止痛、清热解毒等功效，适用于实证、热证和瘀血阻滞经络所导致的疼痛诸症。

一、操作方法

（1）按摩耳穴 1～2 分钟，使其充血，严格消毒。

（2）术者左手固定耳郭，右手以三棱针或一次性采血针对耳穴或浅表络脉快速点刺，挤出血液 10～20 滴。

（3）用干棉球稍加按压。

（4）2～3 天 1 次，但若是急性病，可每天 2 次。

二、注意事项

（1）体质虚弱者，不宜使用；孕妇、血液病或凝血功能障碍者禁用。

（2）本法手法宜轻、浅、快，出血量不宜过多，泻出之血可呈暗红色、紫红色，但随病情好转，血色可变为红色、淡红色。

（3）对耳背浅表静脉多次放血者，应先从远心端开始，切勿首次在中央划割。

（4）操作完毕，用干棉球按压，切勿揉擦，否则皮下易形成血肿。

第五节　耳穴综合疗法

耳穴综合疗法，简称"耳综法"，由耳背放血、自血穴注和耳穴点刺组成，是治疗偏头痛、高血压病的常用方法，吾师单秋华教授数十年致力于此疗法的研究，逐渐对其进行完善和发展，积累了丰富的临床经验，其被列为国家中医药管理局50项中医临床诊疗技术规范化研究项目。现将单秋华教授耳穴综合疗法的规范操作总结如下。

一、器械及药品准备

1毫升一次性皮内针注射器，10毫升一次性注射器，0.5毫米×38毫米一次性使用无菌注射针，无菌手术包，一次性11号尖头手术刀，利多卡因注射液，肝素，生理盐水，消毒用品，创可贴等。

用1毫升一次性皮内针注射器抽取利多卡因注射液；用10毫升一次性注射器抽取0.5毫升肝素，加生理盐水稀释至5毫升，排出3毫升留2毫升备用。

二、操作方法

1. 耳背放血

（1）先在耳背处按摩3～5分钟使耳背充血明显，给患者戴一次性无菌帽并固定耳边周围头发。患者坐在治疗桌前，双手叠放在放有消毒巾的软枕上，额头放在手背上，头稍微偏向一侧。

（2）医者用左手拇指、食指和中指三指固定耳郭，在耳背上1/3区以右手食指指腹轻触细小动脉搏动处（亦可选取充盈明显的静脉），用指甲在所选部位切掐一"十"字形纹或做一切迹，然后局部用碘酒、酒精擦拭，医者戴无菌手套，左手执无菌纱布，用拇指、食指和中指固定耳郭，右手持装有利多卡因注射液1毫升注射器在"十"字形纹或切迹处做一小皮丘，然后右手持尖头手术刀，用刀尖着力点压，出血后迅速用装有肝素抗凝剂的注射器将血液完全吸入，并轻微摇匀防止凝血。

（3）一般一侧耳背可放血 1～3 毫升不等，如果出血量不足，可在点压原处用手术刀尖轻微划割，刀口长度不超过 0.2 厘米，深度不超过 0.2 厘米，最后用创可贴覆盖，1 天后揭去。

（4）另一侧耳背放血重复上述操作。

2. 自血穴注

患者呈俯伏坐位，将耳背放血中吸入了血液的注射器刺入所选穴位。风池穴斜向鼻尖方向刺入 0.5～0.8 寸，阳陵泉穴垂直刺入 1～1.5 寸。出现酸胀感后，将血液注入穴位（每侧风池穴注入 1 毫升、每侧阳陵泉穴注入 1.5～2 毫升），出针后按揉 1～2 分钟。

3. 耳穴点刺

选穴颞（枕）、胰胆、神门、交感、皮质下、内分泌。局部常规消毒，用手术刀尖或一次性采血针轻轻点刺，使之轻微点状出血，然后用消毒脱脂棉按压。

本法每次治疗时间约 30 分钟，2 次治疗间隔 7～10 天，连续 3 次为 1 个疗程。

第六节　耳穴按摩法

常用耳穴治疗按摩有四种方法：揉按法、点按法、掐按法和指压法。

1. 揉按法

患者坐位或卧位。术者右手拇、食指对准耳穴，揉按1～2分钟，指力由轻到重，局部以有热胀舒适感为宜。每天揉按1～3次。对体弱者手法要轻；对体壮者手法要重。对幼儿揉按耳垂区的方法：两指放开似摘果状，反复揉按9次。此法可治疗眼疾、眩晕、面瘫、失眠、小儿遗尿、小儿积滞、疳积。

2. 点按法

患者坐位或卧位。术者右手食指或中指尖掌面对准耳穴，点按1～2分钟，指力由轻到重，局部以有胀痛感为宜。对体弱者手法要轻；对体壮者手法要重。

3. 掐按法

患者坐位或卧位。术者右手拇、食指对准耳穴，食指对准耳郭背部穴位点，拇指对准耳郭腹部穴位点，进行掐按，由轻到重，而力要均匀。对体弱者手法要轻；对体壮者手法要重。每次掐按1～3穴，每天2～3次，5～10天为1个疗程。此法可治疗一切疼痛病症，也可用于急救或治疗晕针。

4. 指压法

用手指于耳郭上按揉所取的耳穴或阳性反应点，首先选好耳穴或阳性反应点，将拇指指腹置于耳郭的前面，食指指腹置于耳郭的后面，亦可食指指腹在前，拇指指腹在后。两指指腹稍用力，紧贴耳穴或阳性反应点，旋转30°～60°，揉按数次，再于阳性反应点或耳穴区用力按揉数次，压力应尽量集中在一点上。两耳交替，轮换按揉，每穴1～2分钟。

（1）按摩后，以耳郭发热、发红、有舒适感为佳，不应有疼痛等不适感。

（2）按摩用力要适度，不宜过重。

（3）耳郭有冻疮、炎症，或过敏时不宜按摩。

第七节　熨耳法

熨耳法，是将药物治疗及物理治疗的双重作用相结合的治疗方法，是将中草药加热后直接熨烫于耳郭部，迫使药力渗透至皮肉筋骨，通透关节，逐层传里，具有活血化瘀、消肿止痛、软坚散结的作用。

一、常用中药方剂、功用和主治

1. 身痛逐瘀汤

组成：秦艽 6 克、川芎 6 克、桃仁 9 克、红花 3 克、甘草 6 克、羌活 6 克、没药 6 克、当归 9 克、五灵脂（炒）6 克、香附 3 克、牛膝 9 克、地龙 6 克。

功用：活血祛瘀、祛风除湿、通痹止痛。

主治：颈椎病、肩周炎、腰腿痛、周身疼痛、产后身痛、不安腿综合征、风湿性关节炎、类风湿性关节炎等。

2. 通窍活血汤

组成：赤芍 6 克、川芎 6 克、桃仁 9 克、红花 9 克、老葱 3 根、鲜姜 9 克。

功用：活血化瘀、通窍活络。

主治：偏头痛、头发脱落、头晕、酒渣鼻、久聋、白癜风、小儿疳积、闭经。

3. 温经汤

组成：吴茱萸 9 克、当归 9 克、川芎 9 克、芍药 9 克、人参 9 克、桂枝 9 克、牡丹皮 9 克、生姜 6 克、甘草 6 克、半夏 12 克、麦冬 9 克。

功用：温经散寒、益气养血祛瘀。

主治：月经不调、小腹冷痛、痛经、崩漏、功能失调性子宫出血、慢性盆腔炎、宫寒不孕症、入暮发热、手心烦热、唇口干燥。

4. 正柴胡饮

组成：柴胡 9 克、防风 9 克、陈皮 6 克、芍药 6 克、甘草 3 克、生姜 3 片。

功用：疏风散寒解表。

主治：微恶风寒、发热、无汗、头痛身痛、舌苔薄白、脉浮等属外感风寒表证者。

5. 普济消毒饮

组成：酒炒黄芩 10 克、酒炒黄连 10 克、陈皮（去白）6 克、生甘草 6 克、玄参 6 克、柴胡 6 克、桔梗 6 克、连翘 3 克、板蓝根 3 克、马勃 3 克、牛蒡子 3 克、薄荷 3 克、僵蚕 3 克、升麻 3 克。

功用：清热解毒、疏风散邪。

主治：目不能开、咽喉不利、舌燥口渴、腮腺炎（痄腮）、急性扁桃体炎、淋巴结炎等属风热邪毒者。

6. 六味地黄丸

组成：熟地黄 12 克、山茱萸 12 克、山药 12 克、泽泻 9 克、牡丹皮 9 克、茯苓 9 克。

功效：滋阴补肾。

主治：头晕、耳聋、耳鸣、脑鸣、五心烦热、咽干喉燥、潮热盗汗、心悸、怔忡、阳痿、早泄、月经不调、闭经、不孕等属肾阴虚证者。

二、操作方法

（1）将药物粉碎，并用棉纱布包裹，放置到微波炉中加热 1～2 分钟。

（2）用较厚的棉布将加热后的药物包裹，将药包直接放置在耳郭处，温熨耳郭，可以移动药包。

（3）耳郭温熨时，温度要适中，切勿追求疗效而将耳部烫伤。

（4）温熨两耳，每次温熨 10 分钟，对于虚寒证患者，亦可将每次温熨的时间延长至 20 分钟。每天 1 次，10 天为 1 个疗程。

第八节　吹耳法

吹耳法，亦名耳道吹药法，是将药物细末吹入外耳道内或骨膜上，或者向患者两耳孔吹气，以防治疾病的一种耳穴疗法。

一、操作方法

（1）将配制好的药物研制成极细的粉末，装入瓶内。

（2）患者取坐位或侧卧位，患耳稍上偏。

（3）取喷粉器（民间称之为"鼓子"，扁圆形，长嘴油壶样）一个，将喷粉器的长嘴端放上少许药末，轻轻插入外耳道内；再在另一端用手指捏压，形成一股气流，使药粉喷于耳内。

（4）如果没有喷粉器，可用苇管、细竹管，或用纸卷成细管代之。卷纸管的方法：取一干净的边长约为 10 厘米的正方形纸，纸中盛少量的药粉末，将正方形的邻边两角重叠，折成漏斗状，把漏斗的小口放在外耳道口，然后用嘴轻轻将药吹入耳内。

（5）如果用芦管、细竹管、纸管等细长中空的用具时，一端放药末，从另一端用口吹出，同样也能使药末喷入耳内。

（6）每天 1 次，或者每天 2 次，或者 2 天 1 次，据病情而定。

二、注意事项

使用药物的量勿太多，以免堵塞耳道。

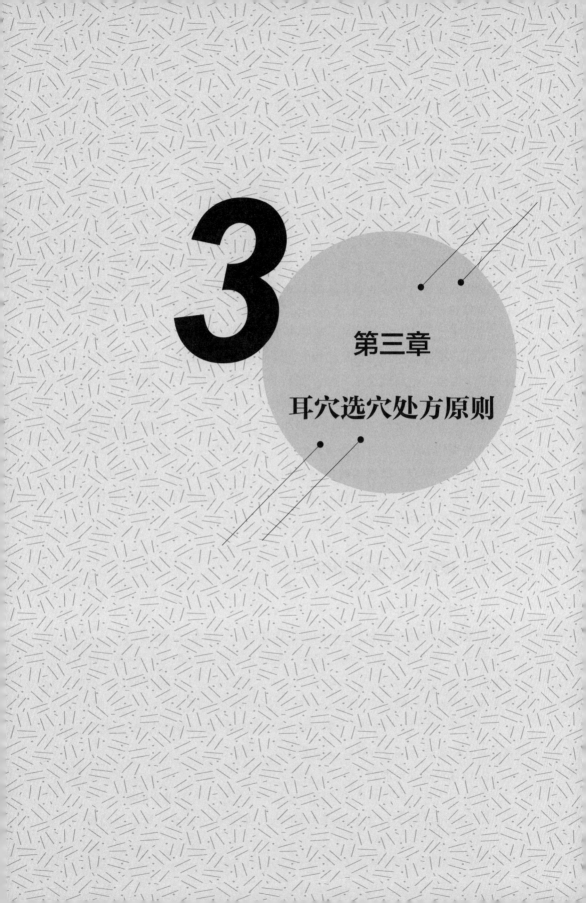

3

第三章

耳穴选穴处方原则

耳穴选穴处方原则是组成耳穴处方的理论依据，正确合理取穴是提高疗效的关键，选穴处方需根据以下几方面进行。

一、按相应部位取穴

按相应部位取穴，即根据人体的患病部位在耳郭的相应部位取穴。当机体某个脏腑、组织、器官、肢体患病时，在耳郭与机体相对应的穴点，多会出现阳性反应，如低电阻、低电阈、变色、变形、丘疹、脱屑、血管充盈以及组织化学变化。综合分析患者病情，通过刺激相对应的部位即可治疗临床相应疾病或起到保健作用。如胃痛取胃穴，泄泻取大肠穴、小肠穴，膝关节病取膝穴，偏头痛取颞穴，前头痛取额穴，腰椎病变取腰骶椎穴等。

另外，根据病变部位在耳郭相应穴区附近出现的反应（压痛、变形、丘疹、脱屑等）取穴，也属此类取穴法。如肩周炎除了取肩穴外，如在锁骨穴区出现阳性反应点，亦可取相应的锁骨穴。又如根据耳诊观察，胃痛的性质不同、部位不同，在耳穴胃区的范围内可出现相应的阳性反应点，如胃窦部的炎症或溃疡，常在耳轮脚消失处外上方见阳性反应点；浅表性胃炎常在耳轮脚消失处后方出现阳性反应点，故按这些出现的相应阳性反应点取穴，会收到比单取胃穴更好的疗效。因此，以相应部位为主，配以邻近相应部位穴位或阳性反应点，可提高耳穴疗法的治疗效果。

二、根据中医基础理论取穴

1. 根据脏腑辨证取穴

根据藏象学说的理论，按脏腑的生理功能和病理表现辨证取穴。

如"心主神明"，故失眠、多梦、烦躁等神志疾病取心穴刺激，可起到宁心安神之效；"肺主皮毛"，故荨麻疹、神经性皮炎、牛皮癣可取肺穴治疗；心肾不交的失眠，可取心穴、肾穴治疗；心脾血虚之失眠，可取心穴、脾穴治疗；根据"脾统血""脾主运化""脾主四肢"的理论，凡月经过多、食欲不振、四肢无力、神疲肢倦或浮肿等症，均可取脾穴治疗等。

2. 根据经络理论取穴

经络理论是针灸学的核心，同样也是耳穴疗法选穴的重要依据。

（1）根据经络循行部位取耳穴。例如，偏头痛，其部位属足少阳胆经循行部位，故可取胰胆穴治疗。坐骨神经痛，其疼痛以大腿后侧为主者，根据经络辨证属足太阳经，可取膀胱穴治疗；若以下肢外侧疼痛为主者，经络辨证属足少阳经，故取胰胆穴治疗。上肢外侧疼痛，其部位属手少阳三焦循行所过部位，故可取三焦穴治疗。又由于足阳明胃经经脉循行"入上齿"，故上牙痛取胃穴；手阳明大肠经经脉循行"入下齿"，故下牙痛可取大肠穴。

（2）根据经络表里关系取耳穴。肺与大肠相表里，咳喘、过敏性鼻炎等，除取肺穴外，可配大肠穴同用；"心开窍于舌""心与小肠相表里"，故口舌生疮除取心穴外，常配小肠穴治疗；"腰为肾之府""肾与膀胱相表里"，故治疗腰痛，肾穴、膀胱穴常常同时配用。

（3）根据经络病症取耳穴，即根据经络的"是动则病""所生病"来选取耳穴，心所生病者为目黄、胁痛、掌中热痛，故"目黄、胁痛、掌中热痛"取心穴治疗。

3. 根据阴阳五行理论取穴

根据脏腑、器官等的阴阳属性、五行归类以及相互关系来选穴配方。如肺虚咳喘，可取脾穴培土生金、健脾益肺，或肝病取肾、脾病取心穴等，均属母生子取穴。又如肝火上炎，可根据"金能制木"和"实则泻其子"的理论，选取肺穴、心穴治疗。

三、根据现代医学理论取穴

许多耳穴的定位是以现代医学理论为基础的，所以耳穴中许多穴名是以现代医学名称命名的，如肾上腺、内分泌、交感、皮质下等，这些穴位的功能是与现代医学理论一致的。因此，在取穴时，可结合现代医学理论，选取耳穴。

如肾上腺穴具有调节肾上腺和皮质激素的功能，肾上腺所分泌的激素有抗过敏、抗炎、抗风湿、抗休克的作用，故过敏性疾病、炎性疾病、风湿病、低血压及抢救休克时，均可取肾上腺治疗。糖尿病是由胰岛素分泌缺陷或其生物作用受损而引起的一组以高血糖为特征的代谢性疾病，故糖尿病可选择胰胆、内分泌治疗。甲状腺功能亢进症或甲状腺功能减退症、肥胖症、更年期综合征、高泌乳素血症、性激素失调等，也可取内分泌治疗。耳穴三焦是迷走神经、舌咽神经、面神经混合支所在，故刺激三焦可以治疗面瘫、面肌痉挛、面痛等头面部疾病。

四、根据临床经验取穴

在临床实践中，医务人员积累了一定的经验，有些经验虽然尚未上升到理论的高度，但对某些病症确有良效，如耳尖放血治疗高血压病、发热、睑腺炎（麦粒肿），灸耳尖治疗腮腺炎、睑腺炎，腰腿痛取外生殖器，甲状腺疾病取内分泌，白内障、青光眼取枕，过敏性疾病取耳背沟，阳痿取外生殖器、神门，口疮取心、脾，胆石症取胰胆。

五、根据穴位功能取穴

每个耳穴均有主治特点和功效，因此，在选穴组方时还要根据穴位的临床特色处方选穴。如神门是镇静止痛的要穴，故凡疼痛性疾病、失眠、神经症、更年期综合征、竞技综合征、戒断综合征常取神门；枕是镇静止晕的要穴，对于头晕、头昏、晕车、晕船有较好的疗效，故可取之；风溪有祛风止痒、抗过敏之功，故凡皮肤瘙痒、荨麻疹、过敏性疾病常取之；耳尖、屏尖均有退热之效，故发热时常选取此两穴治疗。

附：耳穴功能分类表

功　　能	耳　　穴
宣肺解表	肺、肾上腺、内分泌、神门、耳尖、屏尖、轮1～轮6、大肠、耳背肺
止咳平喘	气管、神门、肺、胸、交感、内分泌、肾上腺、口、肾、耳尖、耳背肺
镇静安神	神门、枕、皮质下、心、肝、胰胆、垂前、交感、缘中、角窝上、耳背沟、耳尖、耳背心
祛风止痒	肺、神门、肝、脾、枕、心、结节、内分泌、耳中、皮质下、耳背肺
降逆止呃	胃、枕、皮质下、神门、交感、肝、耳中
健脾和胃	脾、小肠、胰胆、内分泌、皮质下、胃、十二指肠、艇中、大肠、肝、脾、三焦、食道、皮质下、耳背脾
行气活血	交感、心、肝、皮质下、脾、三焦、内分泌、肺、耳背肝
疏肝利胆	胆、三焦、内分泌、交感、肝、胰胆、耳背肝
补肾固涩	内生殖器、神门、脾、三焦、内分泌、肾、肝、外生殖器、盆腔、耳背肾

（续表）

功　能	耳　　穴
通调二便	肾、脾、肺、三焦、内分泌、艇中、膀胱、缘中、尿道、枕、大肠、皮质下、腹、直肠、神门、艇角、耳背肾、耳背脾
通经止痛	神门、交感、颈椎、胸椎、腰椎、腰、骶椎、颈、胸、颞、额、指、腕、肘、肩、肩关节、锁骨、趾、跟、踝、膝、髋、臀、坐骨神经、牙、舌、颌、颊、上耳根、下耳根、耳背心、耳背肝、耳背肾
理气利咽	口、肺、脾、内分泌、咽喉、耳背肺、耳背肝、耳背心
养血明目	耳尖、肾、肝、眼、下屏（目$_1$）、屏间后（目$_2$）、枕、心、脾、耳背脾、耳背肝、耳背心
滋阴益聪	外耳、内耳、胆、三焦、肾、耳背肾、耳背肝、耳背心
通利鼻窍	内鼻、外鼻、肺、肾上腺、额、耳背肺
清热解毒	屏尖、肾上腺、阑尾、交感、神门、轮1～轮6、心、小肠、肺、三焦、肝、胆、耳尖、耳背肝、耳背肺、耳背心、耳背脾
醒脑开窍	额、心、肝、肾、鼻、眼、耳尖、耳背心、耳背肝
理气排石	胰胆、肝、腹、交感、输尿管、膀胱、肾、三焦、耳尖、耳背肾、耳背肝

综上所述，以上选穴处方原则，可单独应用，亦可配合应用。在临证选穴时，既要掌握穴位的共性，也要掌握穴位的特性；既要考虑穴位相配的协同作用（相须配伍），也要注意穴位配伍的拮抗作用（相克配伍）；既要辨证选穴，同时也要结合经验穴位；要先选定主穴，然后再适当配穴。

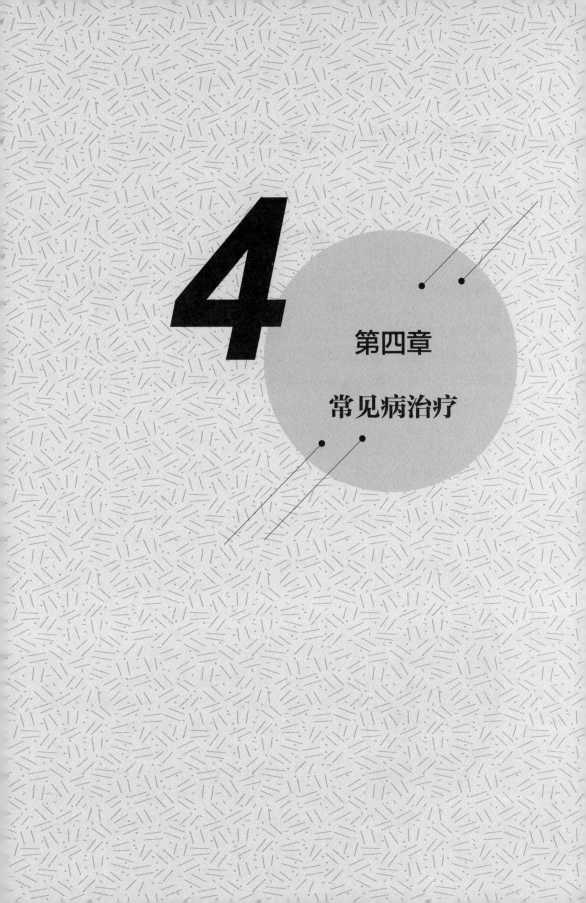

4

第四章

常见病治疗

第一节　内科

感　冒

感冒是由呼吸道病毒引起的一种自愈性疾病，其中以冠状病毒和鼻病毒为主要致病病毒，部分患者有细菌混合感染，其症状以发热、恶寒、头痛、鼻塞、流涕、喷嚏为主。

本病属于中医学"外感""伤风"等范畴。常因起居不慎、寒温失调、过度劳累等使机体卫外功能减弱，六淫之邪乘虚袭于肌表而犯肺卫，卫表不和，肺失清肃而发病。

【处方】

主穴：气管、肺、外鼻、屏尖、耳尖。

配穴：头痛重者，加额、枕；四肢酸痛、乏力明显者，加脾。

【操作】

耳穴放血法：取双侧耳尖，常规消毒，用一次性采血针点刺，挤出血液5～10滴，用干棉球稍加压迫，2～3天1次，感冒症状严重者可每天2次。

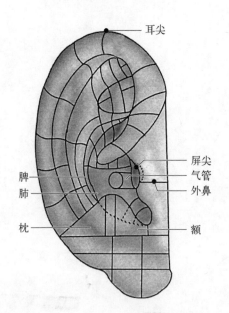

耳尖

脾
肺

枕

屏尖
气管
外鼻

额

耳压法：取主穴和配穴，用王不留行或六神丸贴压，按揉手法以对压或直压法为主。每次取一侧耳穴，左右耳交替，2～3天换1次。

耳穴毫针法：取主穴和配穴，常规消毒，毫针针刺，留针30分钟，每次取一侧耳穴，左右耳交替，每天1次。

耳穴按摩法：对所选穴位进行按揉，每次按揉间隔约1秒，反复持续点压，使之产生轻度痛、胀感。点压用力不宜过重，以胀而不剧痛，略感沉重刺痛为宜。每次每穴点压 20～30 下，每天点压 3～5 次。对于年老体弱者或预防感冒，可行全耳按摩。

【按语】

1. 感冒伴头痛、高热者选择耳尖放血效果佳。

2. 感冒病毒流行期间应保持室内外环境卫生和个人卫生，多开窗，使室内空气时常新鲜，并有充足的阳光照射。

3. 食疗法：葱白 2 根，生姜 6 片，红糖适量，水 2 碗，同煮，趁热饮下，盖上被子，以汗出为度，适用于风寒感冒初期。

支气管炎

支气管炎是由细菌、病毒感染、物理化学刺激或过敏反应等所致的气管、支气管黏膜及其周围组织的慢性非特异性炎症。临床上以长期咳嗽、咳痰或伴有喘息及反复发作为特征。依据其病程长短可分为急性与慢性两类。急性支气管炎起病较急，常先感喉痒、干咳、胸痛、发热、头痛、肢酸，1～2 天后咳出少量黏痰，偶见痰中带血，数日后痰量增多。病情较重者，咳嗽加剧，呈阵发性，甚至终日咳嗽，痰呈黏液脓性。慢性支气管炎多由急性转化而来，长期反复发作咳嗽，咳痰或伴喘息，早晚咳嗽重，痰多清稀而黏，每因气候变化、受凉、感冒等症状加重，引起急性发作。

本病属于中医学"咳嗽""喘证"等范畴。急性支气管炎多由六淫外邪侵袭、肺气壅遏不畅所致。慢性支气管炎多由脏腑功能失调、内邪上干于肺所致。

【处方】

主穴：肺、气管、肾上腺、内分泌、神门。

配穴：气喘、气促，加交感；咽痒重者，加咽喉；发热者，加耳尖；咳喘日久，加脾、肾。

【操作】

耳穴毫针法：取主穴和配穴，常

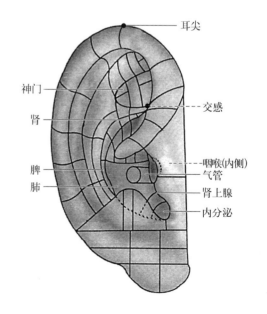

规消毒，毫针针刺，留针 30 分钟，可接电针，连续波，每次取一侧耳穴，左右耳交替，每天 1 次。

耳压法：取主穴和配穴，用王不留行、六神丸贴压为佳。手法以对压或直压法为主，每次取一侧耳穴，左右耳交替，3～5 天换 1 次，5 次为 1 个疗程。

耳穴按摩法：取主穴和配穴，进行按揉，每次按揉间隔约 1 秒，反复持续点压，使之产生轻度痛胀感。点压用力不宜过重，以胀而不剧痛、略感沉重刺痛为宜。每次每个穴位点压 20～30 下，每天点压 3～5 次。

耳穴放血法：取双侧耳尖，常规消毒，用一次性采血针点刺，挤出血液 5～10 滴，用干棉球稍加压迫，2～3 天 1 次。

【按语】

1. 改善环境卫生，避免烟尘和有害气体，加强劳动保护；戒烟限酒，适度锻炼身体，增强体质，提高抗病能力。发病后注意休息，多饮水，轻叩胸背部，以利排痰。

2. 忌食辛辣、香燥、肥甘厚味、寒凉之品；保持心情舒畅，避免性情急躁、郁怒化火伤肺。

支气管哮喘

支气管哮喘简称哮喘，是一种由肥大细胞、嗜酸性粒细胞、淋巴细胞等多种炎症细胞介导的气道性炎症。临床上可分为急性发作期、慢性持续期和临床缓解期。急性发作期可出现呼吸困难，以呼气困难为著，往往不能平卧，呈端坐样呼吸困难，喘鸣音响亮等。慢性持续期临床症状表现为每周均不同频度和（或）不同程度地出现喘息、气急、胸闷、咳嗽等。临床缓解期系指经过治疗或未经治疗症状、体征消失，肺功能恢复到急性发作前水平，并维持 3 个月以上。

本病属于中医学"哮病""喘证"等范畴。主要是由宿痰内伏于肺，复加外感、饮食、情志、劳倦等因素引动而触发，以致痰阻气道，肺失宣降功能失常所致。

【处方】

主穴：肺、肾上腺、交感、内分泌、风溪。

配穴：哮喘重者，加神门；痰多者，加脾；反复发作日久者，加肾；便秘者，加大肠。

【操作】

耳穴毫针法：取主穴，随症选取配穴，常规消毒，毫针针刺，留针30分钟，可接电针，连续波，每次取一侧耳穴，左右耳交替，每天1次。

耳压法：取主穴，随症选取配穴，用王不留行贴压，以对压或直压手法按揉，每次取一侧耳穴，哮喘重者亦可双侧耳穴同取，3～5天换1次，5次为1个疗程。

耳穴埋针法：取主穴3～4个，随症选取配穴。仅埋患侧单耳穴，每天自行按揉3～5次，留针3～5天，必要时也可同时埋两耳。

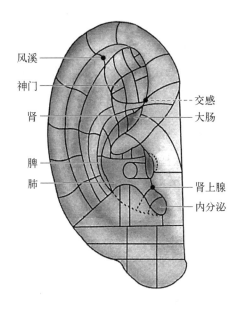

耳穴按摩法：取以上主穴，随症取配穴2～3个，进行按揉，每次按揉间隔约1秒，反复持续点压，使之产生轻度痛胀感。点压用力不宜过重，以胀而不剧痛，略感沉重刺痛为宜。每次每个穴位点压20～30下，每天点压3～5次。

【按语】

1. 哮喘为一种发作性疾病，应用耳压法治疗，患者无痛苦、方便，停止发作后应坚持治疗2～3个月，以巩固疗效。哮喘急性发作期，应当采用综合疗法，以防意外发生。患者平时要加强体育锻炼，增强体质，提高机体抗御外邪的能力。

2. 患者应减少对危险因素的接触，如变应原、病毒、污染物、烟草烟雾、粉尘、药物、过度寒冷等。

心律失常

心律失常是指心脏搏动过快、过慢或节律不规则，包括激动的起源点失常、激动传导失常，以及起源点与传导均失常三大类。临床主要表现为自觉心跳、心慌、气短、胸前区不适，可伴头晕、恶心、面色苍白、出冷汗，甚至昏倒。脉搏快者超过100次/分，称为心动过速；慢者低于60次/分，称为心动过缓；或时快时慢，或有期前收缩，称为心律不齐。现代医学认为本病大多是自主神经功能失调的结果，或各种器质性心脏病的合并症。

本病属于中医学"心悸""怔忡""胸痹"等范畴。其形成常与心虚胆怯、心血不足、心阳衰弱、水饮内停、瘀血阻络等因素有关。

【处方】

主穴：心、交感、肾、脾、神门、皮质下。

配穴：心动过缓、各种传导阻滞者，加肾上腺；心房颤动、心动过速者，加耳迷根。

【操作】

耳压法：取主穴 4～5 个，选取配穴 1～2 个，用王不留行贴压，行直压或点压刺激手法，每次取一侧耳穴，双耳交替，3～5 天换 1 次，10 次为 1 个疗程。

耳穴毫针法：取主穴 4～5 个，选取配穴 1～2 个，采用卧位进针，每穴直刺 3～5 毫米，留针 20～30 分钟。

耳穴埋针法：取主穴 2～3 个，选取配穴 1～2 个，取一侧耳穴，两耳交替，每天自行按揉 3～4 次，留针 3～5 天。可以同时取内关、膻中埋针。

线香灸：取主穴 2～3 个，选取配穴 1～2 个，通常以患者感到温热而稍有灼痛为度，每穴施灸 2 分钟，隔天 1 次，10 次为 1 个疗程。

【按语】

1. 起居有常，劳逸结合；保持心情愉快，精神乐观，情绪稳定，避免精神刺激；节制性生活。饮食宜营养丰富而易消化，低脂、低盐饮食，忌过饥、过饱，忌食辛辣炙煿、肥甘厚味之品。

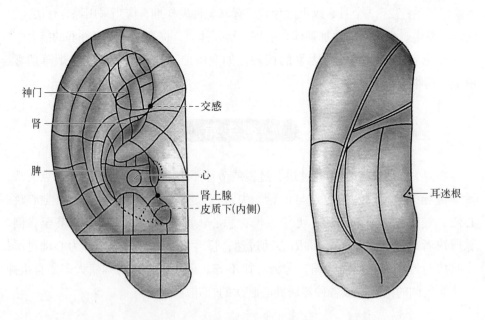

2. 食疗法：牛心 1 个，白芷 10 克、肉桂 15 克、生姜 5 片、绿豆 30 粒，盐适量，加水同煮，以熟为度，分次吃肉喝汤。10 天吃 1 个牛心。

高血压病

高血压病（原发性高血压）是一种以体循环动脉压增高为主要特点的临床综合征，可导致心、脑、肾、视网膜等脏器的损害。临床以静息状态下动脉收缩压和（或）舒张压增高（≥140/90 mmHg，1 mmHg=0.133 kPa）为诊断标准。

本病属于中医学"头痛""眩晕"等范畴。多因肝肾阴阳平衡失调所致，早期多为肝火上炎，肝阳偏亢；中期多属肝肾阴虚；后期阴损及阳，多属阴阳两虚。

【处方】

主穴： 耳尖、耳背沟、心、肝、肾、皮质下。

配穴： 头痛重者，加颞、额；眩晕重者，加枕；失眠者，加神门。

【操作】

耳穴综合疗法： 详细操作见第二章第五节。

耳穴放血法： 取主穴 2～3 个，随症选取配穴 1～2 个，对所选腧穴进行点刺，挤出血液 10～20 滴，用干棉球稍加压迫。3～5 天 1 次，5 次为 1 个疗程。

耳压法： 取主穴 4～5 个，选取配穴 1～2 个，用王不留行贴压，多用对压

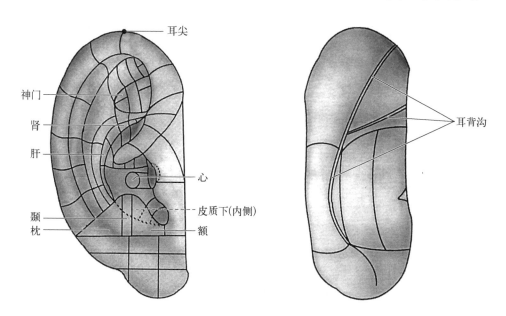

或直压强刺激手法。每次取一侧耳穴，2～3天换1次，左右耳交替，10次为1个疗程。

耳部按摩法：双手拇、食指捏住耳垂，由上而下，一方面下拉，一方面摩擦，拇、食指离开耳垂时，耳垂则弹回。手法由轻至重，每次3～5分钟，早、晚各1次。此法多用于高血压病伴头晕、头昏、头痛者。

埋针法：取主穴2～3个，选取配穴1～2个，取一侧耳穴，两耳交替，每天自行按揉3～4次，留针3～5天。

【按语】

1. 耳穴综合疗法对高血压病疗效肯定。耳尖配伍耳背沟放血，对高血压病具有较好的即时效应。治疗数次后，待血压降至正常或接近正常，自觉症状明显好转或基本消失，再逐渐减降压药药量，切不可骤然停药或减药太快，以免引起降压药骤停综合征。

2. 患者应减轻体重，养成低盐、低糖、低脂的饮食习惯；增加运动量，劳逸结合，避免过劳；禁烟戒酒，控制情绪；节制性生活。

低 血 压

低血压是指成年人的收缩压≤90 mmHg和（或）舒张压≤60 mmHg。西医学分为体质性、体位性、继发性三类。体质性低血压最为常见，认为与体质瘦弱和遗传因素有关，多见于20～50岁的妇女和老年人。体位性低血压是患者长时间站立或从卧位到坐位、站立位时，因血压调节不良，突然出现血压下降超过20 mmHg，并伴有相应症状。继发性低血压多由某些疾病或药物引起，如泄泻、大出血、风湿性心脏病、心肌梗死或服用降压药等。

本病属于中医学"眩晕""虚劳"等范畴。多由气虚阳虚，阴血亏少，血脉不充，心脑失养所致。

【处方】

主穴：心、肾上腺、耳背心、上耳根、下耳根。

配穴：头晕者，加肾、枕；乏力者，加脾；记忆力减退者，加皮质下；心悸、胸闷者，加神门。

【操作】

耳压法：取以上主穴，2～3个配穴，用王不留行贴压，以点压手法按揉，中、弱刺激强度较适宜。每次贴压一侧耳穴，3～5天换1次，10次为1个疗程。

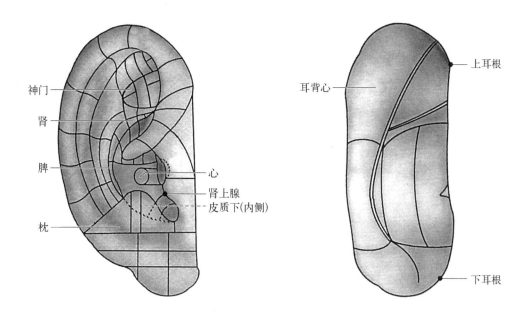

神门
肾
脾
枕
心
肾上腺
皮质下(内侧)

耳背心
上耳根
下耳根

灸耳法： 取主穴 2～3 个，配穴 1～2 个，点燃艾条，艾灸耳穴，每次取一侧耳穴，两耳交替，3～5 天 1 次，10 次为 1 个疗程。

耳穴按摩法： 取以上主穴，随症选取配穴 2～3 个，进行耳穴的垂直按揉；然后采用双揪铃铛法从耳尖沿耳轮进行均匀按揉，然后至耳垂进行提捏。每穴每次点按 1 分钟，双揪铃铛法每次施术 3～5 分钟。每天 2 次，10 天为 1 个疗程。

【医案】

张某，女，66 岁，退休教师，2021 年 11 月 10 日初诊。头晕 7 个月。患者 7 个月来头晕眼花、纳少，曾经中药内服治疗，时轻时重。刻诊：形体偏瘦，精神萎靡，面色少华，头晕，行走、上楼则加重，纳少，眠差（睡眠不实，时醒时睡）。舌淡红、边有沫，苔薄白，脉细弱。平素血压偏低，今查血压：70/50 mmHg。诊断为眩晕，证属气血亏虚，治以补益气血、止眩定晕。

治疗：耳穴，取心、脾、神门、枕和耳背心，王不留行贴压，每天饭后、睡前各按压 1 次，每次贴压一侧耳穴，两耳交替，5 天换 1 次，两次贴压间隔 2 天。2021 年 11 月 24 日复诊：经过 3 次贴压治疗，头晕消失，纳增，精神好转，行走有力。查血压：95/65 mmHg。再治疗 1 次，巩固疗效。

【按语】

1. 耳针治疗本病具有较好的升压作用，但因低血压多伴有或继发于相关疾病，故当查明病因，对症治疗。老年患者，由于其特殊体质引起的低血压，平时行动不宜过猛，由卧位或坐位起立时，动作应缓慢。

2. 患者平时应加强体育锻炼，劳逸结合，合理膳食，补充营养，增强体质。

3. 益气升压汤：老母鸡 1 只、黄芪 15 克、白术 10 克、陈皮 10 克、龙眼肉 10 克、甘草 10 克、当归 5 克、白芍 10 克、升麻 10 克、生姜 3 片，将老母鸡整理洗净，将中药用纱布包裹，塞入老母鸡腹中，葱醋盐适量，文火，共炖烂，吃肉喝汤，适用于气血不足之低血压。

冠 心 病

冠心病是指冠状动脉粥样硬化导致心肌缺血、缺氧而引起的心脏病。临床表现以心绞痛、心肌梗死、心律失常、心力衰竭、心脏扩大为主。心电图可有心肌缺血、负荷试验阳性相应改变。

心绞痛、心肌梗死多属中医学"胸痹""真心痛""厥心痛"范畴。主要是因心气不足、心阳不振，以致寒凝气滞、瘀血和痰浊阻碍心脉，影响气血运行所致。

【处方】

主穴：心、小肠、皮质下、交感、神门。

配穴：胸闷、胸痛者，加胸；心律失常者，加耳背心；情志不畅者，加肝。

【操作】

耳压法：取主穴并随症选配穴 1～2 个，用王不留行贴压，按揉手法多用直

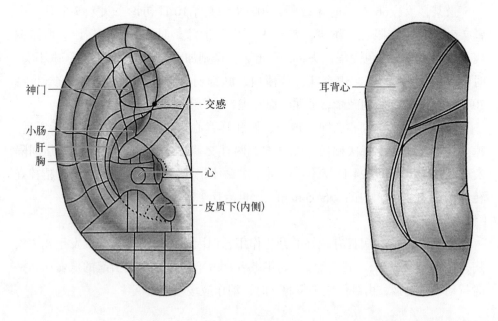

压法或点压法，每次取一侧耳穴，贴膏法可双耳同取，2～3 天换 1 次，5 次为 1
个疗程。

耳穴毫针法：取主穴 3～4 个，并随症选取配穴，卧位进针，每穴直刺
3～5 毫米，留针 20～30 分钟。

耳穴埋针法：取主穴 3～4 个，随症选取配穴，每次取一侧耳穴，左右耳交
替，每天自行按揉 3～5 次，留针 3～5 天。

【按语】

1. 患者应当注意饮食起居，饮食宜清淡，忌肥甘厚味，戒除烟酒、熬夜等
不良习惯。

2. 保持良好的情绪，避免大喜、大悲、过于激动。

3. 山楂荷叶茶：山楂 10 克，荷叶 12 克，山药 6 克，草豆蔻 6 克，共煎水
代茶饮，本品具有降血压、降血脂的功效，可用于冠心病患者的日常保健。

高脂血症

高脂血症是一种全身性疾病，脂肪代谢或运转异常使血浆一种或多种脂质
高于正常值，血中总胆固醇（TC）和（或）甘油三酯（TG）过高，或高密度脂
蛋白胆固醇（HDL-Ch）过低。轻度者通常没有任何症状，随时间推移，患者
出现头晕、神疲乏力、失眠健忘、肢体麻木、胸闷、心悸等症状；重度者出现
口角㖞斜、不能说话、肢体麻木等症
状，甚至可导致冠心病、中风等严重
疾病。

本病属于中医学"痰湿""肥
胖""湿热"等范畴。多因饮食不节，
嗜食肥甘，七情内伤，或素体脾气不足
运化失司所致。

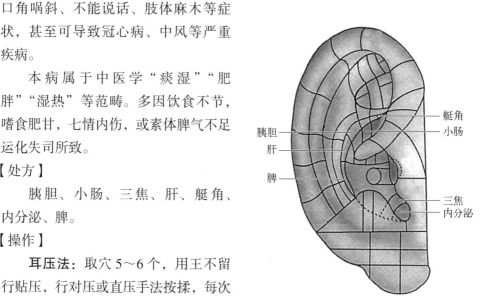

【处方】

胰胆、小肠、三焦、肝、艇角、
内分泌、脾。

【操作】

耳压法：取穴 5～6 个，用王不留
行贴压，行对压或直压手法按揉，每次

取一侧耳穴，左右耳交替。3～5 天换 1 次，10 次为 1 个疗程。

耳穴毫针法： 取穴 3～4 个，选用卧位进针，每穴直刺 3～5 毫米，留针 20～30 分钟。

耳穴放血法： 取双侧耳尖，常规消毒，用一次性采血针点刺，挤出血液 5～10 滴，用干棉球稍加压迫，2～3 天 1 次。

【按语】

1. 患者应控制饮食，少食肥甘厚腻之品，多食清淡食品，并增加体育活动。

2. 情绪紧张、过度兴奋，可引起血中 TC 及 TG 含量增高，故应避免过度紧张、忧郁、熬夜，保持积极乐观的情绪和规律健康起居习惯。

3. 田三七粥：田三七粉 3 克，粳米 50 克，白糖或蜂蜜适量。粳米加水适量，煮至粥成，入田三七粉和白糖，稍煮即可。每天 1 剂，10～15 天为 1 个疗程。

自发性多汗症

自发性多汗症是由自主神经系统功能失调引起泌汗功能过度活跃所致的一种疾病，以阵发性、局部性多汗为特点，亦可见全身泛发性、单侧性、双侧性或对称性多汗。在紧张、兴奋、精神刺激、受热或进食辛辣刺激性食物后更为显著。

本病属于中医学"自汗""盗汗"范畴。多由阳气虚弱，卫气不固，营卫不和，或肺胃热，或内有湿热，导致阴阳失调而致。

【处方】

主穴： 肺、交感、耳迷根、神门、心。

配穴： 汗出恶风、稍劳汗出尤甚者，加大肠；夜间盗汗、腰膝酸痛、耳鸣如蝉者，加肾；心悸、失眠、神疲气短者，加脾；蒸蒸汗出、烦躁口苦者，加肝。

【操作】

耳压法： 取所有主穴，随症取 2～3 个配穴，用王不留行贴压，每次取一侧耳穴，双耳交替，2～3 天换 1 次，10 次为 1 个疗程。

耳穴毫针法： 取主穴 3～4 个，并随症选取配穴，选用卧位进针，每穴直刺 3～5 毫米，留针 20～30 分钟。亦可接电针，疏密波，小电流。

【医案】

孙某，女，47 岁，教师，2020 年 12 月 17 日初诊。夜间睡时汗出，醒来

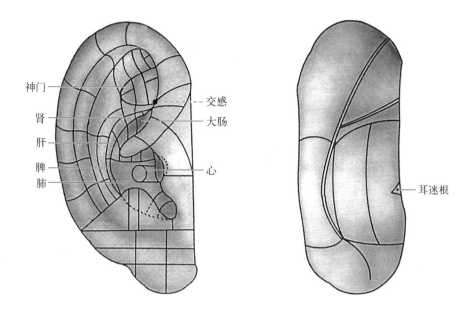

神门
肾
肝
脾
肺
交感
大肠
心
耳迷根

即止4月余。患者4个月前乳腺癌术后即出现夜间睡眠中汗出，予以饮食调理，时轻时重，但未行系统治疗。刻诊：形体偏丰，神志清，神疲乏力，面色㿠白，夜间汗出，胸腹、腰背部为多，右侧肩臂隐隐发胀，活动受限，偶有肩背部发凉，久坐右右侧髋关节疼痛，口干、渴欲饮，月经周期已经不规则，2个月一行，色、量可，无血块。纳少，眠差，睡眠时间少，二便调。舌尖红，苔薄白，脉细。有骨质疏松症、左侧甲状腺结节病史2年，平素血压偏低。诊断为盗汗，证属气血亏虚，治以健脾益气、补血敛汗。

治疗：①耳穴，取神门、心、肺、脾、胃、交感，双耳王不留行贴压，每天饭后、睡前各按压1次，5天换1次，2次贴压之间间隔2天。②针刺，取脾胃三穴、三太穴、阴郄。操作：内关直刺，以麻窜感向指端放散为度；中脘施以捻转补法；足三里施提插泻法；太溪直刺，以麻窜感向足内侧、足底放散为度；阴郄、太冲、太白施以捻转补法。2021年1月10日复诊：耳穴治疗2次，针刺12次，面色好转而有华，精神好，体力增强，纳谷馨，睡眠好，汗出止。舌淡红，苔薄白，脉细。耳穴压豆结合肺俞、心俞、肝俞、脾俞、肾俞、中脘、天枢、关元、章门拔罐，留罐法，以巩固疗效。

【按语】

1. 汗出之时，应及时用干毛巾将汗擦干。汗出腠理空虚，易于感受外邪，故当避风寒，慎起居。

2. 黄芪鸡汁粥：母鸡1只（重1 000～1 500克）、黄芪15克、粳米100

克。先将母鸡去毛及内脏，剖洗干净，浓煎为鸡汁，取黄芪 15 克水煎 2 次取汁，加适量鸡汤及粳米 100 克共煮成粥。早、晚温热服食。本品具有益气血，填精髓，补气升阳，固表止汗的功效。尤适用于久病体虚、气血双虚的自汗者。

呃 逆

呃逆是指膈神经受刺激而引起的膈肌不自主的痉挛性收缩。多因食后受寒、过饱所致，或继发于消化系统疾病，或手术后，或者因为久病体弱。临床以气逆上冲，喉间呃呃连声，声短而频，令人不能自已为主症。

本病属于中医学"呃逆"范畴。多因饮食不节或情志不和，以致胃气上逆动膈而致。

【处方】

耳中、胃、神门、交感、皮质下。

【操作】

耳压法：取穴 4～5 个，用王不留行贴压。多用对压或直压手法，强刺激；对于呃逆低沉无力、神疲形枯的虚呃，可用点压手法。在发作时两耳同时贴压，呃逆止住后仍需贴压 2 天。

耳穴毫针法：取穴 3～4 个，每穴直刺 3～5 毫米，留针 20～30 分钟。也可以接电针，连续波。每天治疗 1 次。

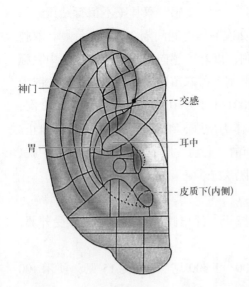

神门
交感
胃
耳中
皮质下(内侧)

【医案】

孙某，男，25 岁，2021 年 12 月 12 日初诊。呃逆 1 天。昨日晚饭后外出受凉，21 时回家后呃逆不止，声音较大，用暖水袋暖胃部后减轻。刻诊：痛苦面容，呃逆声较昨晚已低，仍呃逆连连。舌尖红，苔薄白，脉宣弦。诊断为呃逆，证属风寒袭胃，治以降逆止呃。

治疗：耳穴，取胃、神门、皮质下和交感，两耳王不留行贴压，逐渐加大力度，按压 2 分钟。15 分钟后再次按压，并嘱患者深呼吸，呃逆停止。观察 30 分钟，呃逆未作，患者回家。

【按语】

1. 耳压治疗呃逆疗效颇好，也可同时配合按压攒竹穴。在实施治疗 1～2 次后呃逆停止或明显缓解，但也要再巩固治疗 1～2 次。久病或重病后突然出现呃逆，此多为不良先兆，应密切注意病情变化，并进行理化检查。

2. 患者要保持心情舒畅，心态平衡。情绪不畅，会引发呃逆，呃逆经久不愈，会使患者焦躁、烦恼，又会加重病情。

神经性呕吐

神经性呕吐是胃神经症的主要症状之一，是由于高级神经功能紊乱所引起的胃肠功能失调，但无器质性病变，发病与不良的精神刺激及饮食失调等有关。主要表现为反复不自主的呕吐发作，发生在进食完毕后，突然出现喷射状呕吐，无明显恶心及其他不适，不影响食欲，呕吐后可进食，体重多不减轻，无内分泌紊乱的现象，常有癔症性格。

本病属于中医学"呕吐"范畴。多由情志不畅、抑郁不解，或饮食失宜，致胃气上逆而发病。

【处方】

胃、口、心、十二指肠、交感、肾。

【操作】

耳压法：取穴 4～5 个，用王不留行贴压，发作期宜用对压或直压手法强刺激。每次取一侧耳穴，双耳交替，3～5 天换 1 次，10 次为 1 个疗程。

耳穴毫针法：每次取穴 2 个，每次取一侧耳穴，两耳交替使用。直刺 3～5 毫米，留针 20～30 分钟，每天或隔天 1 次。

温针灸：取穴 3～4 个，进行毫针针刺。待针刺完毕后，在耳针的针尾放置少许艾绒，并用手挤压使艾绒紧密地包绕在针柄周围，用檀香或卫生香将艾

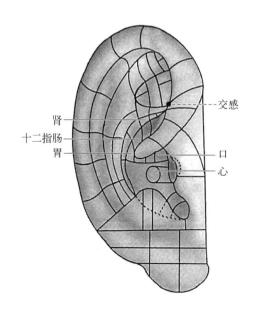

绒点燃。每次艾绒燃烧约 2 分钟，每更换 1 次艾绒为 1 壮，每次灸 3 壮。

【按语】

1. 养成良好的生活习惯，起居有常，饮食有节，避免风、寒、暑、湿秽浊之邪的入侵。

2. 保持心情舒畅，避免不良精神刺激。

3. 足疗法：白矾研细末，加面粉适量，用醋或开水调成膏，摊于硫酸纸上，敷于涌泉穴，胶布固定，晚上敷上，白天取下。

慢性胃炎

慢性胃炎是指胃黏膜上皮遭受到各种致病因子经常反复的侵袭，发生持续性慢性炎症性病变，是一种常见的多发病，其发病率居各种胃病之首。由幽门螺杆菌引起的慢性胃炎多数患者无症状；有症状者表现为上腹痛或不适、上腹胀、早饱、嗳气、恶心等消化不良症状。根据组织学变化和解剖部位的不同，慢性胃炎可分为浅表性胃炎、萎缩性胃炎和肥厚性胃炎。

本病属于中医学"胃脘痛""胃痞""吞酸"等范畴。主要由感受外邪、内伤饮食、情志失调、脾胃素虚等导致中焦气化失常，脾胃升降失职所致。

【处方】

主穴：胃、脾、皮质下、神门、交感。

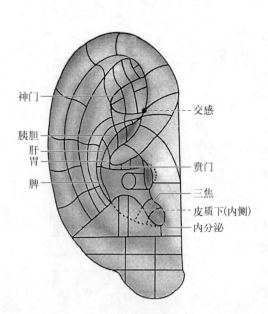

配穴：腹胀甚者，加三焦；嗳气、泛酸加肝；呕吐者，加贲门；萎缩性胃炎，加胰胆、内分泌。

【操作】

耳压法：取以上主穴，随症选 2～3 个配穴，用王不留行贴压，每次选一侧耳穴，3～5 天换 1 次，左右耳交替，10 次为 1 个疗程。

耳穴埋针法：取主穴 3～4 穴，随症选取配穴。仅埋患侧单耳穴，每天自行按揉 3～5 次，留针 3～5 天。必要时也可埋两耳。

耳穴按摩法：取以上主穴，随

症取配穴 1～2 个，进行点按，每次按揉间隔约 1 秒，反复持续点压，使之产生轻度胀痛感。点压用力不宜过重，以胀而不剧痛，略感沉重刺痛为宜。每次每个穴位点压 20～30 下，每天点压 3～5 次。

【医案】

王某，男，74 岁，2020 年 4 月 26 日初诊。纳少、泛酸 6 月余。患者 6 个月来纳谷少、口中泛酸，曾就诊于某医院，西医诊断为慢性胃炎，用西药治疗，效果不佳。刻诊：形体适中，神志清，精神一般，面色萎黄，脘腹部胀满，饭后尤甚，纳少，口中泛酸欲吐，眠差，不能正常入睡，睡眠质量差，时醒时睡，多需口服地西泮，大便溏薄。舌淡红、中间有裂纹，苔薄白，脉弦细。诊断为吞酸，证属脾胃气虚，治以健脾益气、和胃制酸，兼以宁心安神。

治疗：①耳穴，取脾、胃、神门、心，双耳王不留行贴压，每天饭后、睡前各按压 1 次，3～5 天换 1 次，2 次贴压之间间隔 2 天。②中药，取人参、茯苓、炒白芍、川芎各 15 克，炒白术、麸炒山药各 30 克，熟地黄 18 克，酒萸肉、炒王不留行各 18 克，炙甘草、乌梅、木香、砂仁（后下）、淡竹叶各 12 克，炒酸枣仁、酸枣仁、制远志、合欢花、路路通各 15 克，煅瓦楞子（先煎）30 克，水煎服；鹿角胶 3 克，烊化服。7 剂水煎服，每天 1 剂。③针刺，取百会、人迎、腹部四募穴、三太穴、足三里、阳陵泉、五脏背俞穴。操作：百会、腹部四募穴、三太穴，施以捻转补法；人迎，施以导气法（均匀捻转，得气为度，留针或者出针）；足三里、阳陵泉，施以提插泻法；五脏背俞穴，施以快针法（疾刺疾出，不留针）。隔天治疗 1 次。2020 年 5 月 9 日复诊：耳穴贴压 2 次，口服中药 7 剂，针灸治疗 4 次，口中酸水明显减少，食欲好转，饮食增加。睡眠明显好转，大便成形，每天 1 次。舌淡红、苔薄白，脉缓。又继续治疗 1 周，口中酸水基本消失，纳眠、二便正常。

【按语】

1. 慢性胃炎的饮食以清淡、对胃黏膜刺激小的食物为主，戒烟、戒酒，勿过饥过饱，宜少食多餐，食物中注意糖、脂肪、蛋白质的比例，注意维生素等身体必需营养素的含量。

2. 慢性胃炎属慢性疾病，病程缓慢且长久，应用耳压法，需经较长时间治疗（3～5 个月）才能巩固治疗效果，防止复发。反复发作，经治疗效果不明显，或体重减轻、大便带血者，要及时检查，排除恶性病变，以免贻误病情。

胃 下 垂

胃下垂是指站立位时，胃的下缘达盆腔，胃小弯弧线最低点降到髂嵴连线以下。临床以食后上腹部胀闷不舒、坠痛、嗳气为主症。其特点是站立时或劳累后加重，平卧时则减轻。可伴有纳食少、恶心、呕吐、乏力、便秘等症。日久可见形体消瘦、面色萎黄、精神疲倦等。

本病属于中医学"胃缓"范畴。多因脾胃虚弱，中气下陷而致。

【处方】

主穴：脾、胃、耳中、交感、皮质下。

配穴：纳少、腹胀者，加三焦；便秘者，加大肠。

【操作】

耳压法：取主穴，随症选配穴 1～2 个，用王不留行贴压，行点压手法，中弱刺激为佳，每次取一侧耳穴，左右耳交替。3～5 天换 1 次，10 次为 1 个疗程。

耳穴毫针法：取主穴和配穴，常规消毒，毫针针刺，留针 30 分钟，每次取一侧耳穴，左右耳交替，每天 1 次。亦可结合电针法。

耳穴埋针法：取主穴，随症选配穴 1～2 个，埋左侧耳穴，每天自行按揉 3～5 次，留针 3～5 天。

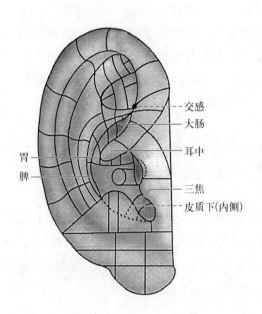

温针灸：取主穴，随症选配穴 1～2 个，进行毫针针刺。待针刺完毕后，在耳针的针尾放置少许艾绒，艾绒燃烧约 2 分钟，每更换 1 次艾绒为 1 壮，每次灸 3 壮。

【按语】

1. 耳压法治疗胃下垂有一定疗效，为了提高疗效，在治疗期间须嘱患者做腹式呼吸运动，同时按摩腹部，每天 2～3 次，每次 3～5 分钟。还可配合其他适宜的体育运动如太极拳、慢走，以增强体质。

2. 饮食有节，选择食物要富有

营养、易消化，少食多餐，禁止暴饮暴食，进餐后要平卧一段时间，均有利于恢复。

反流性食管炎

反流性食管炎系指由于胃和（或）十二指肠内容物反流入食管，引起食管黏膜的炎症、糜烂、溃疡和纤维化等病变。本病病因与发病机制不明，可能与进食过多脂肪、饮酒、吸烟、插胃管、反复呕吐和胃潴留等有关。主要表现为每于餐后、身体躺下前屈或夜间卧床时，有酸性液体或食物从胃、食管反流至咽部或口腔，继而出现胸骨后烧灼感或疼痛，吞咽疼痛，咽下困难，反胃，胃脘胀痛，呃逆，夜间反流还可引起咳嗽、吸入性肺炎或发生窒息，严重者可出现食管黏膜糜烂而致出血，多为慢性少量出血。长期或大量出血均可导致缺铁性贫血。

本病属于中医学"吞酸""吐酸""噎证""食管瘅"范畴。多为饮食不节、情志不畅和脾胃虚弱，伤及食管与胃，并可助热化火，化燥伤津，胃气不降而致。

【处方】

胸、交感、咽喉、贲门、胃、十二指肠、三焦、小肠。

【操作】

耳压法： 取穴 4～5 个，用王不留行贴压，行点压手法，中弱刺激为佳，每次取一侧耳穴，左右耳交替。3～5 天换 1 次，10 次为 1 个疗程。

耳穴毫针法： 取穴 4～5 个，常规消毒，毫针针刺，留针 30 分钟，每次取一侧耳穴，左右耳交替，每天 1 次。亦可结合电针法。

埋针法： 取穴 4～5 个，每次取一侧耳穴，左右耳交替，每天自行按揉 3～5 次，留针 3～5 天。

【医案】

柳某，男，48 岁，2020 年 7 月 7 日初诊。口中泛酸、咽部有烧灼感 3 月余，加重 1 个月。患

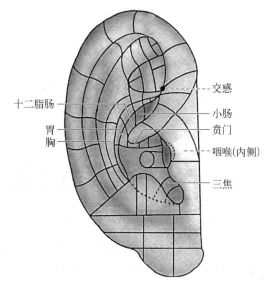

者 3 个月前输尿管结石手术后出现口中泛酸、胃脘部不适、咽部、胸骨后烧灼感，曾在他院就诊，诊断为反流性食管炎，予西药、中成药治疗，疗效不明显。有烟酒史 15 年。既往有非萎缩性胃炎及直肠炎病史 5 年。刻诊：形体适中，神志清，面色少华，口中泛酸，胃脘部胀闷，饭后加重，咽部两侧、胸骨后烧灼感，纳少眠可，夜间梦多，大便不成形，日行 2 次。舌胖大而两边齿痕明显、略紫，苔白腻，脉濡。诊断为吞酸，证属脾气虚、肾阳虚，治以健脾益气、温肾制酸。

治疗：①耳穴，取脾、胃、胸、咽喉、肾，双耳王不留行贴压，每天饭后、睡前各按压 1 次，5 天换 1 次，2 次贴压之间间隔 2 天。②针刺，取人迎、璇玑、膻中、健脾益肾四穴。操作：人迎直刺，导气法；璇玑、膻中，平刺法，捻转泻法；健脾益肾四穴，施以捻转补法。每周 2 次。③中药，取太子参、炒白术、炒白扁豆、麸炒山药各 30 克，醋鸡内金、茯苓、炒白芍、金银花、炙甘草、木香、砂仁（后下）各 12 克，八月札 9 克，乌梅、防风各 15 克，炙黄芪 30 克，制远志、合欢花、路路通各 15 克，酒五味子、玉竹、玄参、酒萸肉、酒黄精、熟地黄各 18 克，煅瓦楞子（先煎）、赭石（先煎）各 30 克，7 剂，水煎服，每天 1 剂。嘱咐戒烟酒。2020 年 7 月 25 日二诊：耳穴贴压 2 次、针刺 5 次、中药 7 剂治疗后，泛酸、烧灼感症状明显改善，纳眠好，已少烟戒酒，嘱尽早戒烟。舌淡、齿痕仍明显，苔薄白，脉濡。2020 年 9 月 27 日三诊：已戒烟酒 1 个月。经上述治疗后，泛酸、烧灼感均消失，纳眠好，舌淡红、苔薄白，脉细。为巩固疗效，取耳穴心、神门、脾、胃、胸、咽喉，双耳王不留行贴压，每天饭后、睡前各按压 1 次，5 天后取下王不留行。

【按语】

1. 患者要少食多餐，低脂肪、多蔬菜，以减少进食后反流的频率。晚餐不宜过饱，避免餐后立刻平卧，戒酒戒烟，不食酸性、甜性、刺激性食物。

2. 保持心情舒畅，进行适度的体育锻炼，减少增加腹内压的活动，如过度弯腰、穿紧身衣裤、扎紧腰带。

消化性溃疡

消化性溃疡又称胃、十二指肠溃疡。溃疡的形成和发展与酸性胃液、胃蛋白酶的消化作用有密切关系，故称为消化性溃疡。因为溃疡主要发生在胃与十二指肠（98%～99%），故又称胃、十二指肠溃疡。临床上以慢性周期性发作，节律性上腹部疼痛为主要特征，伴泛酸、嗳气、恶心、呕吐等症状。本病为常见病、多发病，可发生于任何年龄，但以青壮年为多见。

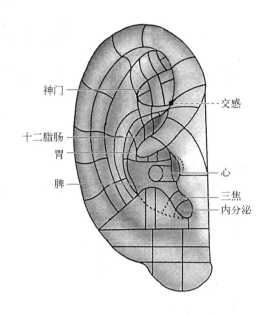

　　本病属于中医学"胃脘痛""心下痛""吐酸""嘈杂"等范畴。多系饮食不节、情志不畅、脾胃虚弱、寒邪入侵等因素导致，与肝、脾、胃关系密切。

【处方】

　　主穴：胃、十二指肠、脾、交感、内分泌。

　　配穴：疼痛剧烈者，加神门；胃脘胀痛连胁者，加三焦；溃疡活动期出血者，去交感加心。

【操作】

　　耳压法：取主穴 4～5 个，随症选配穴 1～2 个，多用王不留行贴压，发作期宜用对压或直压手法强刺激。每次取一侧耳穴，双耳交替，5 天换 1 次，10 次为 1 个疗程。

　　温针灸：取主穴 3～4 个，随症选配穴 1～2 个，进行毫针针刺。待针刺完毕后，在耳针的针尾放置少许艾绒，艾绒燃烧约 2 分钟，每更换 1 次艾绒为 1 壮，每次灸 3 壮。

　　耳穴毫针法：每次取主穴 2 个、配穴 2 个，每次取一侧耳穴，两耳交替使用。直刺 3～5 毫米，留针 20～30 分钟，每天或隔天 1 次。

【按语】

　　1. 消化性溃疡伴有胃痛隐隐、绵绵不休、喜温、喜按或受凉后加重者，温针灸为首选治疗方法，常有良效。如有严重并发症者，应配合药物及外科治疗。

　　2. 饮食应定时定量，少量多餐；选择营养价值高、细软易消化的食物，如牛奶、鸡蛋、豆浆、鱼、瘦肉等；避免刺激性食物，如咖啡、浓茶、烈酒等，必须戒烟戒酒。

胆囊炎

胆囊炎是因细菌性感染或化学性刺激（胆汁成分改变）引起的胆囊炎性病变，为胆囊的常见病，可分为急性胆囊炎和慢性胆囊炎两类。急性胆囊炎可表现为右上腹持续性疼痛、阵发性加剧，可向右肩背放射，常伴发热、恶心呕吐等症状；慢性胆囊炎可表现为胆源性消化不良，厌油腻食物、上腹部闷胀、嗳气、胃部灼热等症状。

本病属于中医学"胁痛"范畴。多因饮食所伤，湿热蕴结中焦，或情志刺激，肝胆疏泄失常所致。

【处方】

主穴： 胰胆、肝、交感、神门、皮质下。

配穴： 腹胀者，加三焦；恶心、嗳气者，加胃；发热者，加耳尖；疼痛向右肩背放射者，加肩、胸。

【操作】

耳压法： 选主穴 3~4 个，随症选配穴 1~2 个，用王不留行贴压，行对压或直压手法，强刺激，发热者耳尖可点刺出血。每次取一侧耳穴，2~3 天换压另一侧，10 次为 1 个疗程。

耳穴毫针法： 取主穴 3~4 个，并随症选取配穴，直刺 3~5 毫米，留针 20~30 分钟。

埋针法： 取主穴 3~4 个，随症选取配穴，先埋一侧耳穴，两耳交替使用，每天自行按揉 3~5 次，留针 3~5 天。

【按语】

1. 耳穴治疗胆囊炎，疗效肯定，尤其是止痛较快。但要密切注意观察病情变化，对于有高热、白细胞增多、黄疸、胆绞痛等急性炎症改变及其他并发症者，应及时治疗处理，以防意外发生。注意调畅情志，避免急躁、抑郁等不良情绪的刺激。

2. 少吃高脂肪类的食物，如猪

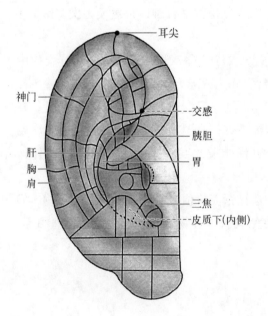

耳尖

神门

交感

胰胆

肝
胸
肩

胃

三焦
皮质下（内侧）

肉、羊肉、奶油、油炸食物等，可适当摄入优质蛋白，如瘦肉、鸡鸭肉、鱼肉、豆制品等。多吃芹菜、藕等蔬菜和核桃，保持大便通畅。

肥胖性脂肪肝

肥胖性脂肪肝的患者多无自觉症状，或仅有轻度的疲乏、食欲不振、脘腹胀满、嗳气、肝区胀满、疼痛等症状，B超检查可见"脂肪肝"征象。

本病属于中医学"积聚""痰饮""胁痛"范畴。主要为脾胃虚弱，运化水谷失司，导致脂肪蕴结于肝脏而发病。

【处方】

胰胆、肝、内分泌、耳背肝、脾、胃、腹、三焦、小肠。

【操作】

耳压法：取穴4～5个，用王不留行贴压，可行直压或对压手法，中强刺激，体质虚弱者用点压手法弱刺激，每次取一侧耳穴，左右耳交替，3～5天换1次，10次为1个疗程。

耳穴毫针法：取穴4～5个，每次取一侧耳穴，左右耳交替，采用坐位，每穴直刺3～5毫米，留针20～30分钟，每天1次。

耳穴埋针法：取穴3～4个，每次取一侧耳穴，左右耳交替，每天自行按揉3～5次，留针3～5天。

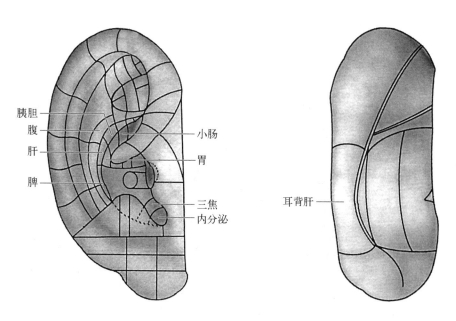

耳穴综合疗法：详细操作见第二章第五节。

【按语】

1. 本病的治疗应以调整饮食为主，原则为"一适两低"，即适量蛋白、低糖和低脂肪。

2. 临床降脂药的使用应该慎重，因为降脂药会驱使血脂更集中在肝脏代谢，常导致肝细胞的进一步损害。耳穴疗法为治疗本病的有效辅助方法。

慢性泄泻

慢性泄泻是指排便次数明显超过平日习惯的频率，粪质稀薄，每天排便量超过200克，或含未消化食物或脓血，其病程在2个月以上者。临床常伴腹痛、纳差、面色萎黄、乏力等症。慢性泄泻可由消化系统疾病、消化系统以外的慢性疾病及其他原因引起。其病理改变多为器质性，也有少数为功能性。

本病属中医学"泄泻"范畴。多因饮食所伤或感受外邪，损伤脾胃，湿困脾土，肠道功能失司所致。

【处方】

主穴：脾、大肠、小肠、交感、肺。

配穴：五更泄泻、腰酸肢冷者，加肾；泄泻反复不愈，每因情志不遂而诱发者，加肝；久泻迁延不愈，倦怠乏力，稍有饮食不当，或劳倦过度即复发者，加三焦；如属过敏性泄泻，加肾上腺、风溪。

【操作】

耳压法：取主穴5~6个，取配穴1~2个，用王不留行贴压，以直压或点压手法按揉，每次取一侧耳穴，左右耳交替，3~5天换1次，10次为1个疗程。

耳穴毫针法：取主穴3~4个，并随症选取配穴，每穴直刺3~5毫米，留针20~30分钟，隔天治疗1次。

灸耳法：取主穴3~4个，随症选取配穴，每次取一侧耳穴，艾条温和灸，每次约5分钟。

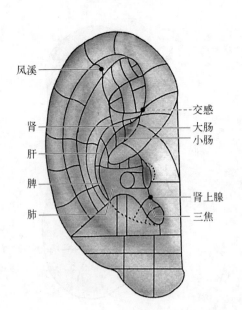

风溪

交感

肾

大肠
小肠

肝

脾

肾上腺

肺

三焦

【按语】

1. 饮食以清淡、富营养、易消化为主，可适当多食山药、山楂、白扁豆、芡实等助消化食物，避免进食生冷、不洁及难消化或清肠润滑食物。起居规律，调畅情志，谨防风寒湿邪侵袭。

2. 车前山药粥：山药 30 克、车前子 12 克，山药切碎，研成细粉，车前子去杂质，装入纱布袋内，扎紧袋口，与山药粉一同放入锅中，加清水适量，用小火煮成粥，可作点心食用。隔天 1 次，10～15 天为 1 个疗程。

习惯性便秘

习惯性便秘是指大肠传导功能失常所造成的大便秘结不通、干燥、坚硬、数日不下，或粪便干燥、排便艰涩不畅，或无力排解大便。常见原因有不良饮食习惯、不良生活习惯、不规则排便习惯及精神忧郁，或过分激动，或精神过分集中，其中最主要的原因是不规则排便习惯，使便意缺乏，引起直肠排便反射迟钝和丧失而致习惯性便秘。

本病属于中医学"便秘"范畴，主要是由各种原因引起大肠传导功能失常所致。

【处方】

主穴：大肠、直肠、三焦、肺。

配穴：伴腹胀胸满、气窜顶胀、心烦者，加肝；气短、肢体乏力者，加脾；恶心、嗳气者，加胃；肛裂者，加肛门。

【操作】

耳压法：取主穴 4～5 个，配穴 1～2 个，用王不留行贴压，行直压或点压刺激手法，每次取一侧耳穴，双耳交替，4～5 天换 1 次。10 次为 1 个疗程（大便前按揉下腹部有助于排便）。

耳穴毫针法：取主穴 4～5 个，配穴 1～2 个，卧位进针，每穴直刺 3～5 毫米，留针 20～30 分钟。亦可同时接电针，连续波，小电流。

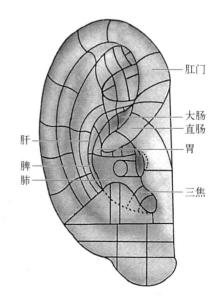

耳穴埋针法：取主穴 2～3 个，配穴 1～2 个，取一侧耳穴，两耳交替，每天自行按揉 3～4 次，留针 3～5 天。

【医案】

李某，女，57 岁，2021 年 10 月 8 日初诊。大便干结、难以排出 10 余年，耳鸣间作 4 年余，曾经中西医药物、针灸治疗，时轻时重。刻诊：形体适中，神志清，精神可，左耳闷胀不适，双耳鸣间作，声如蝉鸣而音低，纳眠尚可，大便秘结，质干，排便努责，服泻下药时 1 天 1 次，不服药时 5 天 1 次，无腹痛。舌尖红，舌体欠湿润，苔薄白而燥，脉细数。诊断为便秘、耳鸣，证属气血亏虚，治以健脾益气、润肠通便、开窍息鸣。

治疗：①耳穴，取直肠、大肠、肺、脾、胃、外生殖器、膀胱、神门、外耳、内耳，两耳交替使用，王不留行贴压，每天饭后、睡前各按压 1 次，5 天换 1 次。②针刺，取百会、中脘、天枢、气海、二便通调五穴、开窍息鸣六穴、中渚。操作：百会施以捻转补法，中脘、天枢施以捻转泻法，气海施以捻转补法，腹部不留针；温溜、支沟、承山施以捻转泻法，列缺、太溪施以捻转补法。开窍息鸣六穴施以导气法，中渚施以捻转泻法。每周 3 次。2021 年 10 月 19 日二诊：耳穴贴压 2 次，针刺 5 次后，大便排泄有力，每天 1 次，排便时间缩短，耳鸣程度减轻，耳鸣时间也减少。2021 年 11 月 9 日三诊：耳穴贴压 5 次，针刺 20 次后，患者精神好，面色有华，行走有力气，偶有耳鸣，大便便质变软，排便有力。舌淡红，苔薄白，脉细。

【按语】

1. 习惯性便秘，耳压法有良好疗效，尽量不用药物，以减少副作用，避免对泻药的依赖性。患者宜多食蔬菜、水果，多饮水，尤其要多食粗纤维类的瓜果。麻油、蜂蜜、香蕉、核桃、松子仁、芝麻亦有助于排便。

2. 要养成良好的排便习惯，如定时去厕所引发排便，有便意即去厕所，排便姿势要舒适，排便环境尽可能温暖、安静。

3. 肉苁蓉羊肉粥：肉苁蓉 30 克，水煎取汁，加精羊肉 200 克，大米 100 克，煮为稀粥，调味服食。可益肝肾、补精血、润肠通便，适用于体虚便秘者。

头 痛

头痛是指颅内、外对痛觉敏感的组织受到刺激而引起的头部疼痛，为临床常见症状，可见于多种急、慢性疾病中，它分为器质性与功能性两大类，因此，临床必须仔细询问病史，做全面的体格检查加以鉴别，以免误诊。本节所述头痛为内科疾病中以头痛为主症者。

本病属于中医学"头痛"范畴。多因风寒外侵、阻于经络，或肝阳上亢、扰于清窍而致。"头为诸阳之会"，六阳经皆循行于头部的不同部位，根据头痛的不同部位，按照经络辨证，将前头痛、偏头痛、后头痛、头顶痛分别归为阳明头痛、少阳头痛、太阳头痛、厥阴头痛。头痛大多属实证，表现为头痛较剧，可呈胀痛、跳痛、针刺样痛；亦有虚证，头痛较缓，痛势绵绵，伴头昏、面色少华、乏力等。

【处方】

　　主穴：相应部位（额、颞、枕），皮质下，交感，神门。

　　配穴：前头痛者，加胃；偏头痛者，加胰胆；后头痛者，加颈椎；头顶痛者，加肝；如属虚证者，加心、脾。

【操作】

　　耳压法：取主穴4～5个，随症选配穴1～2个，采用王不留行贴压，用对压或直压强刺激手法，虚证用点压手法按揉，每次取一侧耳穴，双耳交替，2～3天换1次，5次为1个疗程。

　　耳穴毫针法：取主穴3～4个，随症选取配穴，采用坐位，初诊者精神紧张惧痛、怕针或病重体弱者，可选用卧位进针。每穴直刺3～5毫米，留针20～30分钟。亦可接电针，连续波，小电流。

　　熨耳法：选用通窍活血汤，即赤芍6克、川芎6克、桃仁9克、红花9克、老葱3根、鲜姜9克。粉碎、布包裹、加热。然后温熨耳郭。每次温熨10分钟。对于虚寒证患者，亦可将每次温熨的时间延长至20分钟。每天1次，10天为1个疗程。

　　耳穴埋针法：取主穴3～4个，随症选取配穴。仅埋患侧耳穴，每天自行按揉3～5次，留针3～5天。

　　耳穴综合疗法：详细操作见第二章第五节。

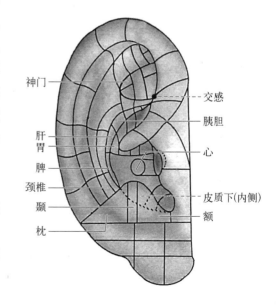

【医案1】

吕某，女，36岁，2020年3月6日初诊。左侧耳上、眉上疼痛1月余。患者1个月前无明显诱因出现左侧耳上、眉上疼痛，一天发作四五次，未进行治疗。刻诊：形体适中，神志清，精神可，面色有华，左侧耳上、上眼眶、眉上跳痛，呈持续针扎样疼痛，疼痛程度轻重不一，时轻时重，按揉则减轻，眼睛不适，甚则眼睁不开，项部酸楚疼痛，近日纳谷减少，眠可，二便调。舌淡胖，有红点，苔薄白，脉弦细。切诊耳上角孙穴处有麦粒样结节，按之则舒。诊断为头痛，证属瘀血阻络，治以活血化瘀、通络止痛。

治疗：①耳穴，取神门、心、交感、额、颞，每次选择两穴，交替使用，应用0.5寸针灸针针刺，接电针，连续波，留针20分钟。②针刺，取左侧阿是穴、阳白、鱼腰、本神、角孙、悬颅、悬厘，双侧中渚、内庭、足临泣，均施以捻转泻法。留针20分钟。第1次治疗后，疼痛明显减轻。又经过9次治疗，疼痛消失。

【医案2】

颜某，女，32岁，2019年5月11日初诊。右侧偏头痛5个月，受风、睡眠不好、月经来临前即发作，曾经中药、针灸治疗，效果不佳。刻诊：形体略胖，精神可，面色萎黄，头部左侧耳上疼痛，有时呈现跳痛、刺痛，每天发作3～5次，持续30～60分钟，可自行缓解，按揉后减轻。纳眠可，二便调。舌淡胖，略紫，苔薄白，脉细。既往有过敏性鼻炎、轻度脂肪肝病史。

治疗：①耳穴，取神门、心、皮质下、颞，每次选择两穴，交替使用，应用0.5寸针灸针针刺，电针连续波，留针20分钟。②针刺，取右侧阿是穴、角孙、头窍阴、悬颅、率谷，双侧迎香、列缺、支沟、阳陵泉。操作：头部腧穴平刺法，捻转泻法。列缺，平刺法，捻转补法。支沟、阳陵泉，直刺，施以提插泻法。留针20分钟。1次治疗后疼痛明显减轻。又经过10次耳穴、针刺治疗，头痛症状消失。

【按语】

1. 耳针治疗各种类型的头痛都具有很好的疗效，耳穴综合疗法治疗偏头痛疗效肯定。对于规律性的偏头痛，宜在发作前1周开始治疗，可以避免发作。头痛缓解后仍需治疗1～2周，以巩固效果。头痛患者应注意休息，避免情绪波动，保持心情舒畅。

2. 辛夷3克、川芎3克、细辛1克、当归6克、蔓荆子6克，上药煮沸，代茶，频服。

三叉神经痛

三叉神经痛是指三叉神经分布区内反复发作的阵发性短暂剧烈疼痛，多发于40岁以上的中年或老年人，女性略多于男性，大多为单侧性，少数为双侧性。临床特点是三叉神经分布区出现撕裂样、电击样、刀割样、针刺样或烧灼样疼痛，每次持续数秒或数分钟，间歇时间长短不一。常因咀嚼、说话、刷牙、洗脸等触及面部某一点而诱发。疼痛甚时伴有面部肌肉反射性抽搐、流泪、结膜充血。

本病属于中医学"面痛""面颊痛"范畴。多由风寒、风热外袭，或肝胃实热上炎，而致面部经络气血阻滞不通所致。

【处方】

主穴：面颊、胃、肝、皮质下、神门。

配穴：第一支（眼支）痛者，加额；第二、三支（上、下颌支）痛者，加颌；疼痛甚时间久者，加耳尖。

【操作】

耳压法：取所有主穴及1～2个配穴，多用王不留行贴压，以对压或直压强刺激手法按揉，年老者可用点压法，每次取一侧耳穴，2～3天换1次，左右耳交替，10次为1个疗程。

耳穴毫针法：取主穴3～4个，并随症选取配穴，卧位进针。每穴直刺3～5毫米，留针20～30分钟。亦可接电针，疏密波，中等电流。

熨耳法：选用通窍活血汤，赤芍6克、川芎6克、桃仁9克、红花9克、老葱3根、鲜姜9克。粉碎、包裹、加热。温熨耳郭。每次温熨10分钟。对于虚寒证患者，亦可将每次温熨的时间延长至20分钟。每天1次，10次为1个疗程。

耳穴埋针法：取主穴3～4个，随症选取配穴。埋单侧耳穴，两耳

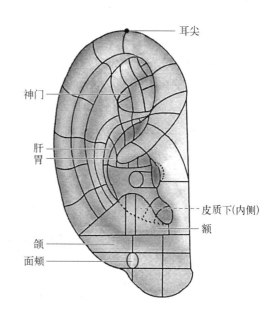

交替，每天自行按揉3~5次，留针3~5天。

耳穴放血法：取双侧耳尖，常规消毒，一次性采血针点刺，挤出血液5~10滴，用干棉球稍加压迫，2~3天1次。

耳穴综合疗法：详细操作见第二章第五节。

【医案】

陈某，男，80岁，2020年11月25日初诊。左侧面部疼痛2个月，加重3天。患者2个月前无明显诱因出现左侧面部疼痛，逐渐加重，于某区人民医院诊断为"三叉神经痛"，口服卡马西平等药物，并行针灸治疗，疼痛能缓解，但近3天来疼痛较剧。刻诊：形体略丰，神志清，精神可，左侧面部均感疼痛，一天发作3~4次，咀嚼及睡觉时疼痛加重，纳可，眠差（因为疼痛），大便干，难以排出，1周1次。舌淡胖，苔薄白，脉细弦。诊断为面痛，证属血虚血瘀，治以补血活血、通络止痛，兼以益肾通便。

治疗：①耳穴，取神门、面颊，应用0.5寸针灸针针刺，接电针，疏密波，留针20分钟。②针刺，取左侧阿是穴、阳白、下关、颊车，双侧外关、后溪、合谷、下巨虚、内庭。操作：阿是穴、阳白、下关、颊车、合谷施以导气法，外关、后溪、下巨虚、内庭施以捻转泻法，留针20分钟。治疗后疼痛即明显减轻。2020年11月26日二诊：耳穴，取神门、面颊、肝、肾、脾、胃、心、皮质下，双耳王不留行贴压，每天饭后、睡前各按压1次，5天换1次，2次贴压之间间隔2天。针刺如上。2020年12月20日三诊：又经过耳穴贴压4次，针刺8次治疗，疼痛未发作。因路程较远，患者结束治疗。同时嘱咐服西药巩固疗效。

【按语】

1. 患者注意头、面部保暖，避免局部受冻、受潮，平时应保持情绪稳定，不宜激动，不宜疲劳熬夜，常听柔和音乐，心情平和，保持充足睡眠。吃饭漱口、说话、刷牙、洗脸时动作宜轻柔。

2. 川芎煮鸡蛋：鸡蛋1个，川芎10克，将鸡蛋煮熟后去壳，然后和川芎、适量水同煮，去渣加红糖调味即成。每天分2次服，每个月连服5~7剂。吃蛋饮汤。鸡蛋、红糖补益精血，川芎祛风活络止痛，三者合用，共止气血瘀滞之面痛。

面　瘫

面瘫是以口角向一侧歪斜、眼睛闭合不全为主要表现的病症，又称"口眼喝斜"。本病可发生于任何年龄，多见于冬季和夏季。发病急，以一侧面部发病为多。本病相当于西医学的周围性面神经麻痹，局部受风或寒冷刺激、周围炎症，引起面神经管及周围组织的炎症、缺血、水肿，或自主神经功能紊乱，局部血管痉挛，导致组织水肿，使面神经受压出现炎性变化。

本病属于中医学"吊线风""中风""口喝""口眼喝斜"范畴。多因人体正气不足，脉络空虚，卫外不固，风寒、火、风热乘虚入中面部经络，气血痹阻、经筋功能失调而致。

【处方】

主穴：面颊、口、肝、下屏（目$_1$）、屏间后（目$_2$）、肾上腺、内分泌、交感、皮质下。

配穴：病变早期者，加耳尖；恢复期者，加脾。

【操作】

耳压法：取主穴 5～6 个，随症选取配穴，用王不留行贴压，以直压或点压手法按揉，早期用直压法，恢复期用点压法，每次取一侧耳穴，3～5 天换 1 次，左右耳交替，10 次为 1 个疗程。

耳穴毫针法：取主穴 3～4 个，并随症选取配穴，卧位进针。每穴直刺 3～5 毫米，留针 20～30 分钟。亦可接电针，连续波，小电流。

耳穴埋针法：取主穴 3～4 个，随症选取配穴。仅埋患侧单耳穴，每天自行按揉 3～5 次，留针 3～5 天。

耳穴放血法：取主穴 2～3 个，随症选取配穴 1～2 个，对所选腧穴进行点刺，挤出血液 10～20 滴，用干棉球稍加压迫。3 天 1 次。9 天为 1 个疗程。

【医案 1】

孙某，男，25 岁，研究生，2019 年 1 月 11 日初诊。左侧口眼喝斜 1 天。患者 1 天前因受风后出现左侧口眼喝斜，伴随右侧眼睑开闭困难。刻诊：形体微胖，神志清，精神可，近期工于学习应考，熬夜数日，面色㿠白，面

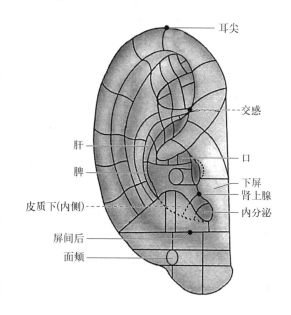

部板滞感，抬眉、露齿、耸鼻不能，闭目露睛，鼓腮漏气，鼻唇沟变浅，自觉双耳嗡嗡作响，左侧为重，纳少腹胀，眠一般，大便略干，小便调，舌尖红，舌体胖大、有齿痕，苔薄白。诊断为吊线风，此乃气血亏虚，风寒乘虚外袭，证属正虚邪犯，治以健脾益气、疏风散寒、舒筋活络，佐以安神。

治疗：①耳穴，取胃、肺、心、神门、面颊、眼，双耳王不留行贴压，每天饭后、睡前各按压 1 次，3～5 天换 1 次，2 次贴压之间间隔 2 天。②针刺，取项七针，双侧养老、中渚、足三里、太冲、承山、昆仑，左侧角孙、头维、翳风、太阳、地仓。操作：双侧风池、风府、完骨、天柱，疾刺疾出，不留针；左侧角孙、头维、翳风、太阳透刺下关，左侧地仓透刺颊车，施以捻转泻法；双侧养老、中渚、足三里、太冲、承山、昆仑，施以捻转泻法。1 次治疗后，面部筋肉轻松，耳内不再有嗡嗡声。又经过耳穴贴压 3 次，针刺 14 次，面部口歪、闭目露睛等症状消失而愈。

【医案 2】

钟某，女，46 岁，2018 年 12 月 31 日初诊。患者近 1 个月来反复感冒，情绪激动时还会出现颈部两侧不适，1 周前因受风后出现左侧口眼㖞斜。刻诊：形体适中，神志清，精神可，面色有华，左侧眉毛抬举无力，眼睑闭合不全，口角斜向右侧，刷牙、漱口时漏水，左耳后部酸胀不适，双目偶有视物模糊。纳眠可，二便调。舌淡红，舌尖红，苔薄白，脉弦。诊断为面瘫，证属正虚风袭，治以健脾益气、祛风散寒、舒筋通络。

治疗：①耳穴，取胃、肺、心、神门、面颊、眼，双耳王不留行贴压，每天饭后、睡前各按压 1 次，3～5 天换 1 次，2 次贴压之间间隔 2 天。②针刺，取左侧阳白、鱼腰、太阳、下关、四白、迎香、颊车、地仓、三阴交，双侧合谷、足三里、阳陵泉、太冲，以及百会、中脘、关元。操作：阳白透刺鱼腰、太阳透刺下关、四白、迎香、颊车、地仓，施以捻转泻法；合谷、足三里、阳陵泉、太冲、三阴交，施以提插泻法；百会、中脘、关元，施以捻转补法。隔天针刺 1 次。2019 年 1 月 9 日二诊：经过 3 次针刺治疗，面部口歪、闭目露睛症状减轻不明显，患者烦躁，口苦，夜卧不宁，舌尖红，苔薄黄，脉弦细。耳穴、针刺治疗如上。2019 年 1 月 17 日三诊：口歪、闭目露睛明显好转，神安夜寐好。继续上法治疗。2019 年 1 月 23 日四诊：经过耳穴贴压 4 次，针刺 16 次而愈。耳穴贴压神门、心、胃、肾、肺、眼、面颊以巩固疗效。

【按语】

1. 耳穴治疗面瘫疗效肯定，早期尤其要耳尖放血，消除炎症。患者注意面部保暖，2 周后要多做功能性锻炼，如抬眉、鼓气、努嘴、闭眼等，并自行轻轻按摩患侧面部。

2. 鳝鱼粥：黄鳝鱼、人参、胡萝卜（切丝）、姜（切丝），各适量，同煮，熟后食用。

面肌痉挛

面肌痉挛，又称面肌抽搐，为半侧面部不自主抽搐的病症。抽搐可呈阵发性且不规律，程度不等，可因疲倦、精神紧张及自主运动等而加重。起病多从眼轮匝肌开始，然后涉及口角，甚至整个面部。可分为原发型面肌痉挛和面瘫后遗症产生的面肌痉挛。原发型面肌痉挛，在静止状态下也可发生，痉挛数分钟后缓解，不受控制；面瘫后遗症产生的面肌痉挛，只在做眨眼、抬眉等动作时产生。

本病属于中医学"筋惕肉瞤""颜面抽搐""眼睑瞤动"范畴。多因情志内伤、肝肾阴虚或风寒外侵，经气阻滞、面部筋脉失养而致。

【处方】

主穴：眼、面颊、口、神门、皮质下。

配穴：早期（2 周内）者，加耳尖；恢复期（2 周以上）者，加肝、脾；眼痉挛为主者，加膀胱、胃；口角痉挛为主者，加胃、大肠。

【操作】

耳压法：取所有主穴，配穴 1～2 个，用王不留行贴压，也可选 3～4 穴用磁片贴压，多以对压或直压手法按揉，年老体弱或久病者可用点压法。每次取一侧耳穴，也可将上述穴分为 2 组，左右耳同时贴压，3～5 天换 1 次，10 次为 1 个疗程。

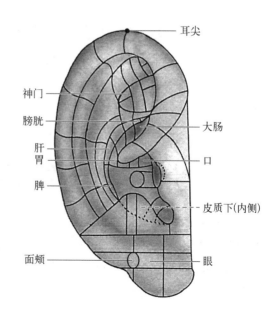

耳穴埋针法：取主穴 3～4 个，随症选配穴 1～2 个，每次取一侧耳穴，左右耳交替，每天自行按揉 3～5 次，留针 3～5 天。

耳穴毫针法：取主穴 3～4 个，并随症选取配穴，采用坐位，初诊者精神紧张惧痛、怕针或病重体弱者，可选用卧位进针。每穴直刺 3～5 毫米，留针 20～30 分钟。

耳穴放血法：取双侧耳尖，常规消毒，一次性采血针点刺，挤出血液 5～10 滴，用干棉球稍加压迫，2～3 天 1 次。

耳穴综合疗法：详细操作见第二章第五节。

【医案】

于某，男，39 岁，自由职业者，2021 年 1 月 16 日初诊。左侧下颌部肌肉痉挛 10 天。患者 10 天前因受凉后出现下颌部肌肉跳动、痉挛，夜间尤甚。刻诊：形体适中，精神差，左侧下颌部肌肉痉挛，发作时伴随心慌、心悸，纳可，眠差，彻夜不眠，二便调，舌淡胖，苔薄黄，脉细弱。诊断为面肌痉挛，证属寒凝经脉，治以疏经通络、活血安神。

治疗：①耳穴，取双侧神门、眼、面颊、肝，双耳王不留行贴压，每天饭后、睡前各按压 1 次，3～5 天换 1 次，2 次贴压之间间隔 2 天。②中药：全蝎 9 克，白附子 6 克，僵蚕 9 克，桂枝、防风、川芎、当归、白芷各 12 克，炒酸枣仁、酸枣仁、合欢花、酒五味子各 15 克，淡竹叶 12 克，7 剂，水煎服，每天 1 剂。本案耳穴贴压 2 次，服药 7 剂即愈。

【按语】

1. 患者应保持心情舒畅，防止精神紧张和急躁；劳逸结合，保持充足的睡眠。平时多做面部功能性锻炼，坚持面部穴位轻轻按摩。

2. 天麻鸽子粥：鸽子 1 只，天麻 20 克。将天麻用布包裹，炖熟食用，每天 1 只。方中鸽肉补肝肾、益气血，天麻息风解痉，合用治疗血虚生风引起的面肌痉挛。

肋间神经痛

肋间神经痛指肋间神经由于不同原因的损害，出现炎性反应，表现为以胸部肋间或腹部呈带状疼痛的综合征。肋间神经痛发病时，可见疼痛由后向前，沿相应的肋间隙放射呈半环形，疼痛呈刺痛或烧灼样痛，在咳嗽、深呼吸或打喷嚏、大便时疼痛加重，多发于一侧。

本病属于中医学"胁痛"范畴。多因情志刺激致肝失条达，或跌仆闪挫，胁肋受伤，以致气阻络闭、不通而痛。

【处方】

胸、肝、胰胆、神门、肾上腺。

【操作】

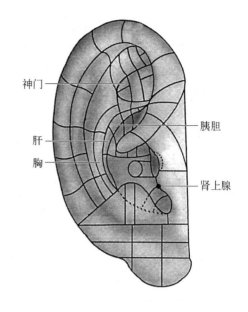

耳压法：取以上所有耳穴，用王不留行或消炎止痛膏、香桂活血膏贴压，以对压、直压法按揉，体质较虚弱者用点压法按揉，每次取一侧耳穴，左右耳交替，3～5 天换 1 次，5 次为 1 个疗程。

耳穴毫针法：取穴 3～4 个，每次取一侧耳穴，左右耳交替，采用卧位进针。每穴直刺 3～5 毫米，留针 20～30 分钟。亦可接电针，疏密波，小电流。

熨耳法：选用身痛逐瘀汤，即赤芍 6 克、川芎 6 克、桃仁 9 克、红花 9 克、老葱 3 根、鲜姜 9 克。粉碎、包裹、加热。温熨耳郭。每次温熨 10 分钟。对于虚寒证患者，亦可将每次温熨的时间延长至 20 分钟。每天 1 次，10 天为 1 个疗程。

耳穴埋针法：仅埋单侧耳穴，两耳交替每天自行按揉 3～5 次，留针 3～5 天。

【按语】

1. 患者调整情绪，避免受凉，预防皮肤感染。

2. 当归佛手炖黄鳝：当归、佛手各 10 克，黄鳝 300 克，料酒 15 克，姜、葱、盐适量。将当归、佛手洗净切片，黄鳝去骨和内脏后切片，黄鳝中加入盐、料酒，腌渍片刻后放入炖锅内，加入当归、佛手、姜、葱、盐，放入清水适量，用武火烧沸，再转文火炖熟。每周 1 次。

神经衰弱

神经衰弱是由于大脑神经活动长期处于紧张状态，导致大脑兴奋与抑制功能失调而产生的一组以精神易兴奋、脑力易疲劳、情绪不稳定等症状为特点的神经功能性障碍。主要表现有失眠、多梦、头晕、头痛、焦虑、多疑、神疲、注意力不集中、记忆力减退等。

本病属于中医学"不寐""郁证""健忘""惊悸"等范畴。多由情志内伤，或大病、久病之后脏腑功能失调所致。

【处方】

主穴：心、神门、皮质下、内分泌、缘中、枕。

配穴：急躁易怒者，加肝、胰胆；脘闷不适或面色少华、肢倦神疲者，加脾、胃；心烦、心悸、头晕者，加耳背心。

【操作】

耳压法：取主穴 4～5 个，随症选配穴 1～2 个，用王不留行贴压，用直压法按揉，每次取一侧耳穴，2～3 天换 1 次，左右耳交替，10 次为 1 个疗程。

耳穴毫针法：取主穴 3～4 个，并随症选取配穴，选用卧位进针。每穴直刺 3～5 毫米，留针 20～30 分钟。也可接电针，连续波，小电流。

耳穴埋针法：取主穴 3～4 个，随症选配穴 1～2 个，每次取一侧耳穴，左右耳交替，每天自行按揉 3～5 次，留针 3～5 天。

线香灸：取主穴 3～4 个，随症选配穴 1～2 个，每次取一侧耳穴，左右耳交替，将点燃的卫生香对准所选的耳穴，通常以患者感到温热而稍有灼痛为度，每穴施灸 2～3 分钟，隔天 1 次，10 次为 1 个疗程。

【医案 1】

牛某，女，46 岁，2020 年 9 月 9 日初诊。入睡困难、睡眠不实间作 10 年

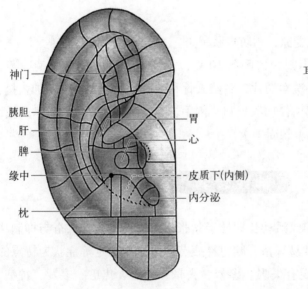

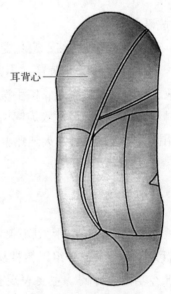

余，曾经中西医多种方法治疗。刻诊：形体适中，精神萎靡，面色略暗，夜间口干，每晚入睡困难，睡后易醒，醒后难以再次入睡，偶尔彻夜不寐，服西药维持（每2～3天1服，睡前服），心悸，头晕，纳少，二便尚调。舌淡红，边有齿痕，苔薄白略干，脉右关、左寸细弱。即刻血压：103/67mmHg。诊断为不寐，证属气阴两虚，治以益气健脾、滋阴安神。

治疗：①耳穴，取神门、心、皮质下、胃、肝、脾、肾、肺，每次取4穴，双耳王不留行贴压，每天饭后、睡前各按压1次，5天换1次，2次贴压之间间隔2天。②针刺，取三神穴、神门、太阳、内关、足三里、阳陵泉、太冲、太溪、照海、列缺、腹部四募穴。操作：三神穴、神门、太阳、内关采用单氏舒适化调神针法，足三里、阳陵泉施以提插泻法，列缺、关元、章门、太冲、太溪、照海施以捻转补法，中脘、天枢施以捻转泻法，腹部不留针，余穴留针20分钟，每周3次。第1次治疗后当晚睡眠很好，经治疗逐渐好转。经过耳穴贴压、针刺治疗3个月后，每晚睡眠4小时以上，精神、心情较好。

【医案2】

孙某，男，63岁，2020年7月21日初诊。夜间卧不安间作30年余，经过中西医多种方法治疗，时轻时重。刻诊：形体偏瘦，精神一般，神疲乏力，气短，面色晦暗，唇紫，平素思虑过多，每晚难以入睡，睡后易醒，睡眠质量不踏实，时有动静则醒，夜间24时才能入睡，整夜迷迷糊糊。纳少，二便尚调。舌淡暗，苔白腻，中间有裂纹，脉弦细。诊断为不寐，证属气虚血瘀证，治以益气活血、化瘀安神。

治疗：①耳穴，取神门、肺、脾、肝、心、内分泌，两耳交替使用，王不留行贴压，每天饭后、睡前各按压1次，5天换1次。②针刺：三神穴、阴郄、内关、腹部四募穴、气海、足三里、三太穴。操作：三神穴、阴郄、内关施以单氏舒适化调神针法，中脘、天枢施以捻转泻法，关元、气海、章门施以捻转补法，腹部不留针。足三里施以提插泻法，三太穴施以捻转补法。2020年8月26日复诊：经过耳穴贴压4次，针刺20次，患者睡眠质量提升，能够于夜间23时入睡，4时醒，但白天精神、精力、心情均转好。

【按语】

1. 神经衰弱者要养成良好的生活习惯，如按时睡觉，不熬夜，睡前不饮浓茶、咖啡和抽烟，保持心情愉快，加强体质锻炼。

2. 桂圆红枣粥：桂圆15克、红枣5～10枚和粳米100克，煮粥，有养心、安神、健脾、补血之功效。

原发性睡眠增多症

原发性睡眠增多症，又称特发性中枢神经性过度嗜睡，主要临床表现为经常性睡眠过多，如不叫醒，则每天的自发睡眠可以达到 12～20 小时。

本病属于中医学"多寐""嗜卧"范畴。病机不外乎虚、实两端，实证为湿浊困脾、肝经湿热，实邪干扰，困阻清窍；虚证为气血亏虚、肾精不足，髓海空虚。无论虚实，均与脾肾功能失调密切相关，尤以脾虚湿盛为关键。

【处方】

脾、胃、肾、小肠、缘中、神门、枕。

【操作】

耳压法： 取穴 4～5 个，用王不留行贴压，每次取一侧耳穴，双耳交替，2～3 天换 1 次，10 次为 1 个疗程。

耳穴毫针法： 取穴 3～4 个，每次取一侧耳穴，双耳交替，卧位进针，每穴直刺 3～5 毫米，留针 20～30 分钟。可接电针，连续波，小电流。

耳穴埋针法： 取穴 3～4 个，每次取一侧耳穴，左右耳交替，每天自行按揉 3～5 次，留针 3～5 天。

灸耳法： 取穴 3～4 个，每次取一侧耳穴，左右耳交替，将点燃的艾条对准所选的耳穴，以患者感到温热、舒适为度，共计施灸 5 分钟，隔天 1 次，10 次为 1 个疗程。

耳穴放血法： 取双侧耳尖，常规消毒，一次性采血针点刺，挤出血液 5～10 滴，用干棉球稍加压迫，3 天 1 次。

【医案】

李某，男，48 岁，2019 年 12 月 7 日初诊。两侧头部昏沉、时时欲睡 10 年余。患者 10 年前无明显诱因出现两侧头部昏沉，白天时时欲睡，多次经中西药物、针灸治疗，有一定疗效但一直未愈，一度休息治疗。刻诊：形体丰盛，神志清，精神

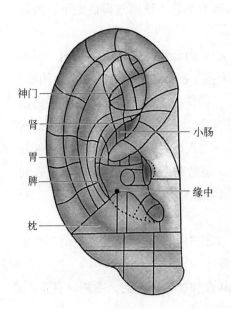

神门
肾
胃
脾
枕
小肠
缘中

不振，头部昏沉欲睡，呼之则醒，偶答非所问，右侧胁肋部不适，偶发呃逆，生气时明显加重，持续时间不定，微微活动则头部汗出，纳可，夜间眠差多梦，二便调。舌胖大、有齿痕，苔薄白，脉细。检查：血压 90/140 mmHg。诊断为多寐，证属痰湿阻窍，治以清脑开窍、健脾祛湿化痰。

治疗：①耳穴，取神门、心、脾、胃、肺、肾、脑干，每次选择 2 个穴位，双耳交替，应用 0.5 寸针灸针针刺，接电针，连续波，留针 20 分钟，每周 3 次。②针刺，取三神穴、水沟、人迎、足三里、阳陵泉、申脉、照海、三太穴、项七针、肾俞、志室、承山。操作：三神穴、人迎、三太穴、项七针施以导气法，足三里、阳陵泉、承山施以提插泻法，申脉、照海、肾俞、志室施以捻转补法。每周 3 次。经过 1 周治疗，头部明显清醒，精力转好，昏睡时间变短，应答切题，呃逆止，胸胁胀闷缓解。舌淡红、略胖，苔薄白，脉细缓。又经过 9 周治疗，患者面色有华，头脑清醒，昏昏欲睡症状消失，纳谷馨，白天精力集中，夜眠可，二便调，舌淡红，苔薄白，脉细。

【按语】

1. 耳穴治疗本病具有一定的疗效，睡意来时按压，但应首先排除抑郁症、癔症等其他类别的神经症。

2. 患者平时应养成良好的作息习惯，劳逸结合，勿暴饮暴食，忌浓茶，忌肥甘厚味。

3. 薏米粥：薏米、红小豆各适量，加水适量，煮稀粥，3 天 1 次。

梅尼埃病

梅尼埃病是一种突然发作的非炎性迷路病变，以眩晕、耳聋、耳鸣（有时有患侧耳内闷胀感）、恶心、呕吐等为主要症状。病程长短不一。其病理改变为膜迷路积水膨胀。反复发作的最终结局是导致不可逆的感觉神经性耳聋。

本病属于中医学"眩晕"范畴。病位在耳，与肝、脾、肾三脏关系密切，由气血亏虚、肾精不足致脑髓空虚，清窍失养；或肝阳上亢，痰火上逆，瘀血阻窍而扰动清窍而发病。

【处方】

主穴：内耳、外耳、神门、肝、枕。

配穴：恶心、纳呆、乏力、呕吐者，加胃；头胀痛、面色潮红、急躁易怒者，加耳尖；头重昏蒙者，加脾。

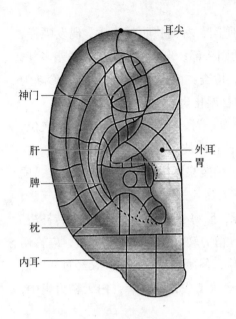

耳尖

神门

肝

脾

枕

内耳

外耳
胃

【操作】

耳穴耳压法：取所有主穴，随症选配穴2～3个，用王不留行贴压，每次取一侧耳穴，双耳交替，2～3天换1次，10次为1个疗程。

耳穴毫针法：取主穴3～4个，并随症选取配穴，卧位进针，每穴直刺3～5毫米，留针20～30分钟。

埋针法：取主穴3～4个，随症选配穴1～2个，每次取一侧耳穴，左右耳交替，每天自行按揉3～5次，留针3～5天。

【按语】

1. 耳穴疗法对于缓解患者的症状有较好的效果。患者若眩晕伴较长时间剧烈呕吐，应及时就诊并适当补充液体。若患者有动脉硬化或脑动脉供血不足伴发眩晕，应尽早治疗原发病，避免发生脑梗死。

2. 决明麻藤烫藕粉：用天麻、钩藤、石决明各6克，洗净后用布包，入砂锅水煎后去布包取汁，然后趁热冲烫藕粉，加白糖适量调味服用。每天1剂，连服10天。

癫　痫

癫痫是大脑神经元突发性异常放电，导致短暂的大脑功能障碍的一种慢性疾病，分为原发性和继发性两种。在发作期，大发作的典型症状是突发、突止的全身强直、阵发性痉挛发作，伴有意识丧失、呼吸暂停和尿失禁，每次发作约数分钟；部分患者初期有先兆，事后无记忆。间歇期一般无不适感。

本病属于中医学"痫证"范畴。因七情失调，先天因素，饮食不节，劳累过度或患有其他病之后，造成脏腑功能失调，痰浊内阻，气机逆乱，风阳内动而发病。

【处方】

神门、交感、肝、肾、皮质下、脑干、缘中。

【操作】

耳压法：取穴 4～5 个，耳穴交替使用，用王不留行贴压，以对压或直压强刺激手法，可取一侧耳穴，也可双耳同取，3～5 天换 1 次，10 次为 1 个疗程。治疗 3～5 个疗程。

耳穴埋针法：取穴 3～4 个，耳穴交替使用，每次取一侧耳穴，左右耳交替，每天自行按揉 3～5 次，留针 3～5 天。

耳穴毫针法：取穴 4～5 个，耳穴交替使用，卧位进针，每穴直刺 3～5 毫米，留针 20～30 分钟。亦可接电针，疏密波，小电流。

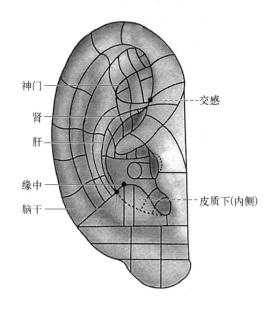

耳穴按摩法：对所选穴位进行按压，每次按压间隔约 1 秒，反复持续点压，使之产生轻度痛、胀感。点压用力以胀而不剧痛，略感沉重刺痛为宜。每次每穴点压 20～30 下，每天 3～5 次。

耳穴放血法：取双侧耳尖，常规消毒，一次性采血针点刺，挤出血液 5～10 滴，用干棉球稍加压迫，2～3 天 1 次。

【按语】

1. 耳穴治疗癫痫，在缓解期有一定的疗效，应该坚持长期治疗，可以预防复发次数和程度。

2. 患者要形成良好的作息习惯，劳逸结合，睡眠充足，不熬夜，并保持良好的心理状态，调畅情志。

阿尔茨海默病

阿尔茨海默病（痴呆）是发生在老年期及老年前期的一种持续性高级神经功能活动障碍，即在没有意识障碍的状态下，记忆、思维、分析判断、视空间辨认、情绪等方面产生障碍的原发性退行性脑病。多起病于老年期，病程缓慢且不可逆，以智能损害为主，主要表现为记忆丧失、抽象思维和计算受损、人格和行为改变等。在 65 岁以前发病者称老年前期痴呆（或早老性痴呆），多有

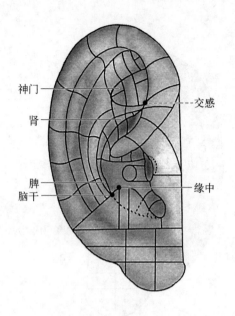

神门

肾

脾
脑干

交感

缘中

家族史，发展较快，常有失语和失用。

本病属于中医学"呆证""健忘""郁证"范畴。多由年老体衰，肾精亏虚，髓海不足，神明失养，劳倦思虑伤脾，聚湿生痰，痰蒙清窍而发病。

【处方】

脾、肾、神门、交感、脑干、缘中。

【操作】

耳压法：取 4～5 个耳穴，交替使用，用王不留行贴压，以对压或直压强刺激手法，可取一侧耳穴，也可双耳同取，3～5 天换 1 次，10 次为 1 个疗程。治疗 3～5 个疗程。

耳穴埋针法：取 3～4 个耳穴，交替使用，每次取一侧耳穴，左右耳交替，每天自行按揉 3～5 次，留针 3～5 天。

耳穴毫针法：取 4～5 个耳穴，交替使用，每次取一侧耳穴，左右耳交替，卧位进针，每穴直刺 3～5 毫米，留针 20～30 分钟。亦可接电针，疏密波，小电流。

耳穴放血法：取双侧耳尖，常规消毒，一次性采血针点刺，挤出血液 5～10 滴，用干棉球稍加压迫，2～3 天 1 次。

【按语】

1. 痴呆老人家庭护理很重要，因为老人常忘记吃药、吃错药，或忘了已经服过药又过量服用，所以必须有人在旁陪伴，帮助患者将药全部服下，以免遗忘或错服。

2. 对伴有抑郁症、幻觉和自杀倾向的痴呆患者，一定要把药品管理好，放到患者拿不到或找不到的地方。

3. 核桃粥：核桃 40 克，粳米 200 克，大枣 10 枚。将上 3 味洗净，放入锅内，文火熬成粥。每 3 天服 1 次，长期服用。

假性延髓性麻痹

假性延髓性麻痹是由双侧上运动神经元病损（主要是运动皮质及其发出的皮质脑干束），使延髓运动性颅神经核-疑核以及脑桥三叉神经运动核，失去了上运动神经元的支配发生中枢性瘫痪所致，主要表现为舌、软腭、咽喉、颜面和咀嚼肌的中枢性瘫痪。常见发声、进食、言语困难，脑干生理性反射活跃和亢进，脑干病理性反射、情感障碍。

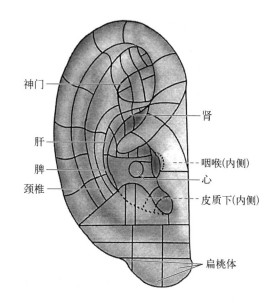

本病属于中医学"中风""喑痱"范畴。由正气亏虚，饮食、情志、劳倦内伤等引起气血逆乱，产生风、火、痰、瘀，导致脑脉痹阻或血溢脑脉之外而发病。本病病位在脑，与肝、肾、心关系密切。

【处方】

肝、肾、脾、心、颈椎、神门、皮质下、咽喉、扁桃体。

【操作】

耳压法：取4～5个耳穴，交替使用，用王不留行贴压，以对压或直压强刺激手法，可取一侧耳穴，也可双耳同取，3～5天换1次，10次为1个疗程。

耳穴埋针法：取3～4个耳穴，交替使用，每次取一侧耳穴，左右耳交替，每天自行按揉3～5次，留针3～5天。

耳穴毫针法：取4～5个耳穴，交替使用，卧位进针，每穴直刺3～5毫米，留针20～30分钟。亦可接电针，疏密波，小电流。

【按语】

1. 要注意患者全身状况的改善，维持营养，注意口腔卫生。以半流质饮食为宜，或给予鼻饲流质。

2. 加强患者的语言康复锻炼，如经常听收音机、大声阅读报纸。

3. 取颈咽区、肝胆耳眩晕反射区、合谷淋巴头面反射区、心包区、咽区、肺区、脾区、肾区、头区，每区按揉、搓2分钟，每天1次。

不安腿综合征

不安腿综合征是指于静息状态下出现的、难以名状的肢体不适感，而迫使肢体发生的不自主运动，是一种常见的神经感觉运动紊乱性疾病。多发生在夜间睡眠时。安静状态下严重，活动后反而减轻。多见于中老年人，女性多于男性。主要临床特征是发生于下肢的一种自发的、难以忍受的、痛苦的异常感觉，以腓肠肌最常见，大腿或上肢偶尔出现，通常为对称性。

本病属于中医学"痹证"范畴。多因外感风寒湿邪，伤及阳气；或气血不足，血不得运而成气虚血瘀，肌肉、筋脉失养而发病。

【处方】

主穴：心、肝、脾、腰骶椎、坐骨神经、膝、踝、外生殖器。

配穴：阴雨天加重者，加肺；疼痛剧烈者，加神门、耳背心；头晕、心悸、失眠、气短、面色少华者，加胃。

【操作】

耳压法：取主穴4～5个，随症选取配穴，用王不留行贴压，按压手法以对压或直压法为主。左右耳交替。5天换1次，10次为1个疗程，疗程间可休息3～5天。

耳穴毫针法：取主穴3～5个，配穴1～2个，每次取一侧耳穴，左右耳交替，卧位进针，每穴直刺3～5毫米，留针20～30分钟。

耳穴埋针法：取主穴3～4个，配穴1～2个，每次取一侧耳穴，左右耳交替，每天自行按揉3～5次，留针3～5天。

灸耳法：取主穴3～4个，随症选配穴1～2个，每次取一侧耳穴，左右耳交替，将点燃的艾条对准所选的耳穴，以患者感到温热为度，共计施灸5分钟，

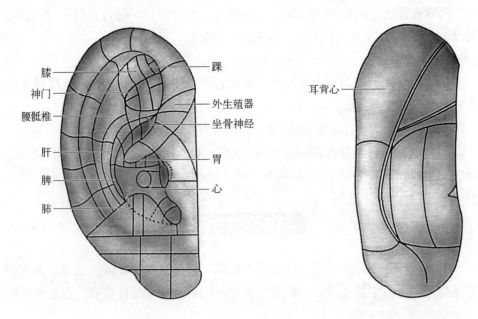

隔天 1 次，10 次为 1 个疗程。

熨耳法：选用川牛膝、独活、羌活、杜仲、白芍、附子、桂枝各 10 克，将药物包加热后直接放置在耳郭处温熨。每次温熨 10 分钟。也可用此方温熨下腹部关元 10 分钟。3 天 1 次，10 次为 1 个疗程。

【按语】

1. 睡前足浴疗法：川牛膝、白芍、郁金、独活、桑枝、伸筋草、透骨草、桂枝、防风各 15 克。水煎外洗足部，水到踝关节以上，每天 1 次，3 天 1 剂，连洗 30 天。或按摩下肢肌肉，保持心情舒畅，抑郁和焦虑情绪会加重症状。

2. 注意腿部保暖，天气变凉和潮湿环境会加重症状。

甲状腺功能亢进症

甲状腺功能亢进症（简称甲亢），是由多种原因导致甲状腺过多分泌甲状腺激素，引起以神经、循环、消化等系统兴奋性增高和代谢亢进为主要表现的一种综合征。临床可见甲状腺肿大、食欲亢进、体重减轻、心动过速；常伴情绪容易激动、怕热、出汗、手抖等症状。

本病属于中医学"瘿"范畴。主要由情志内伤，或饮食所伤、水土失宜等因素损伤肝气，肝旺克脾，脾不运化，气机郁滞，津聚痰凝，痰气交阻，结于颈下而致。

【处方】

主穴：颈、颈椎、内分泌、皮质下、脾。

配穴：情绪易激动、焦虑、心悸者，加心、神门；多食易饥者，加胃、三焦；怕热多汗者，加肾、交感。

【操作】

耳压法：取所有主穴，随症选配穴 1～2 个，用王不留行贴压，以直压或点压手法按揉，每次取一侧耳穴，左右耳交替，3～5 天换

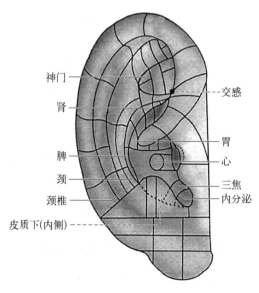

神门——
肾——
脾——
颈——
颈椎——
皮质下(内侧)------
----交感
——胃
——心
——三焦
——内分泌

1次，10次为1个疗程。

耳穴毫针法： 取主穴3～4个，并随症选取配穴，卧位进针。每穴直刺3～5毫米，留针20～30分钟。

耳穴埋针法： 取主穴2～3个，随症选取配穴1～2个。单侧耳穴埋针，两耳交替，每天自行按揉3～5次，留针3～5天。

耳穴放血法： 取主穴2～3个，随症选配穴1～2穴，对所选腧穴进行点刺，挤出血液10～20滴，用干棉球稍加压迫。3天1次，9天为1个疗程。

【按语】

1. 甲状腺功能亢进症患者，多吃高热量、高蛋白、富含维生素的食物，多补充丢失的水分；少吃含碘食物，如海带、紫菜等海产品，尤其在妊娠期和哺乳期；并注意饮食营养，多吃新鲜蔬菜，少进肥腻、辛辣之品；戒绝烟酒，节制性生活；平时宜保持心情舒畅，控制情绪，少急躁，少生气。

2. 佛手粥：佛手10克、海藻15克、粳米60克，红糖适量。将佛手、海藻用适量水煎汁去渣后，再加入粳米、红糖煮成粥。每天1剂，10～15天为1个疗程。

甲状腺功能减退症

甲状腺功能减退症（简称甲减），是由于甲状腺激素合成及分泌减少，或其生理效应不足所致机体代谢降低的一种疾病。按其病因分为原发性甲减、继发性甲减及周围性甲减三类。临床表现可见健忘，智力低下，嗜睡，反应迟钝，甚或痴呆，多虑，头晕，头痛，耳鸣，耳聋，眼球震颤，面色苍白，眼睑和颊部虚肿，表情淡漠，皮肤干燥、增厚、粗糙多脱屑，毛发脱落，手脚掌呈萎黄色，心动过缓，心输出量减少，血压低，厌食，腹胀，便秘，肌肉软弱无力、疼痛、强直，女性月经过多、闭经、不育症，男性阳痿、性欲减退。儿童先天性甲状腺功能低下可见表情呆滞，发音低哑，颜面苍白，眶周浮肿，两眼间距增宽，鼻梁扁塌，唇厚流涎，舌大外伸，四肢粗短，鸭步。

本病属于中医学"水肿""痴呆""虚劳"范畴。多为先天禀赋不足，或后天摄养失调，以致脾肾俱虚；或因手术、药物等损伤元阳，而致脾肾阳气亏损而发病。

【处方】

主穴： 颈、颈椎、内分泌、皮质下、胃、大肠。

配穴： 健忘、痴呆者，加心、神门；厌食、腹胀、便秘者，加三焦；月经过多、闭经、阳痿、早泄、性欲减退者，加肾、内生殖器。

【操作】

耳压法： 取所有主穴，并随症选取配穴，用王不留行贴压，以直压或点压手法按揉，每次取一侧耳穴，左右耳交替，3～5 天换 1 次，10 次为 1 个疗程。

耳穴毫针法： 取主穴 3～4 个，并随症选取配穴，卧位进针。每穴直刺 3～5 毫米，留针 20～30 分钟。

耳穴埋针法： 取主穴 2～3 个，随症选取配穴 1～2 个。单侧耳穴埋

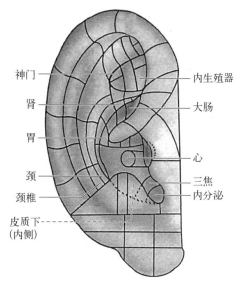

针，两耳交替，每天自行按揉 3～5 次，留针 3～5 天。

耳穴放血法： 取主穴 2～3 个，随症选取配穴 1～2 个，对所选腧穴进行点刺，挤出血液 10～20 滴，用干棉球稍加压迫。3 天 1 次，9 天为 1 个疗程。

【按语】

1. 耳穴疗法对于本病可以作为辅助性治疗方法。本病发展是由轻至重的渐进过程，应采用中西医结合或单纯中医药治疗的方法。

2. 地方性缺碘，以及手术、放疗或服用药物不当，易引起本病，应注意预防。

3. 食疗方：黄芪 50 克、茯苓 20 克，煎汤去药渣与黑鱼 1 条加酒、盐、姜等调料煮汤常食，用于甲状腺功能减退症浮肿、贫血者。

糖 尿 病

糖尿病是由遗传因素、免疫功能紊乱、微生物感染及其毒素、自由基毒素、精神因素等各种致病因子作用于机体导致胰岛功能减退、胰岛素抵抗等而引发的碳水化合物、蛋白质、脂肪、水和电解质等一系列代谢紊乱综合征，以高血糖为主要特点，可出现多尿、多饮、多食、消瘦等主要临床表现，即"三多一少"症状。

本病属于中医学"消渴"范畴。根据临床症状的不同特点，中医将其分为上、中、下三消。上消属肺，以咽中发热、口渴过甚、多饮为特点；中消属胃，

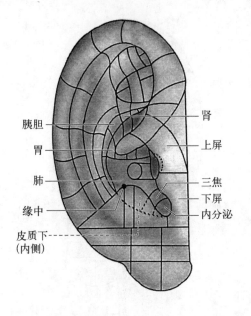

胰胆
胃
肺
缘中
皮质下
(内侧)
肾
上屏
三焦
下屏
内分泌

以多食易饥、自汗、形体消瘦、大便燥结为特点；下消属肾，以小便频数、量多混浊，或带有甜味为特点。

【处方】

主穴： 胰胆、缘中、皮质下、三焦、内分泌。

配穴： 多饮者，加肺、上屏；多食者，加胃、下屏；多尿者，加肾。

【操作】

耳压法： 取以上主穴，并随症选取配穴，用王不留行贴压，行对压或直压手法按揉，每次取一侧耳穴，双耳交替，隔天1次，10次为1个疗程。

耳穴毫针法： 取以上主穴，并随症选取配穴，常规消毒，毫针针刺，留针30分钟，每次取一侧耳穴，左右耳交替，每天1次。

耳穴按摩法： 取以上主穴，选2～3个配穴，进行耳穴的垂直按揉；然后采用双揪铃铛法从耳尖沿耳轮进行均匀按揉，然后至耳垂进行提捏。每穴每次点按1分钟，双揪铃铛法每次施术3～5分钟。每天2次，10天为1个疗程。

【按语】

1. 耳穴治疗糖尿病具有一定的疗效，可作为辅助疗法，能改善患者的症状和降低血糖、尿糖；同时嘱患者控制饮食，适当运动锻炼。

2. 由于糖尿病患者极易感染，故耳压手法不宜过重，贴压保留天数不要过长，以2～3天换1次为好。

3. 桑叶生津饮：桑叶10克，麦冬10克，山药6克，上述诸药，研末，冲茶饮，每天1剂。

单纯性肥胖

单纯性肥胖是指无明显的内分泌和代谢性疾病的病因引起的肥胖，它属于非病理性肥胖，单纯性肥胖与年龄、遗传、生活习惯及脂肪组织特征有关，大多数肥胖者属于这种肥胖。

本病属于中医学"痰饮"范畴。饮食不节、肥甘厚味过多，损伤脾胃功能，运化能力减弱，湿热内生，留于孔窍、肌肤，使人臃肿肥胖，久坐少动，伤气，气血流行不畅，脾胃呆滞，运化失司，水谷精微失于输布，化为膏脂和水湿，留滞于肌肤、脏腑、经络而致肥胖。

【处方】

主穴：脾、胃、三焦、内分泌、皮质下。

配穴：食欲过盛者，加口；轻度浮肿者，加肾；根据肥胖突出的不同部位，分别加颈、腹、臀等。

【操作】

耳压法：取所有主穴，随症选取配穴，用王可不留行贴压，以对压或直压强刺激手法按揉，每次取一侧耳穴，双耳交替，3～5 天 1 次，亦可将所选穴分为两组分别贴压于左右耳，3～5 天后交换穴位贴压，10 次为 1 个疗程。若食欲过盛者，在饭前或有饥饿感时按揉数分钟效果佳。

耳穴毫针法：取所有主穴，随症选取配穴，卧位进针，每穴直刺3～5毫米，留针20～30分钟。亦可接电针，疏密波，小电流。

耳穴按摩法：取主穴，并随症选取配穴，垂直点按，每穴点按20秒，依次进行。然后双手手掌摩擦发热，五指并拢，横放于两耳上，指尖向后，双手紧压两耳，向耳后推摩，至手掌离开耳轮。然后再向前拉摩，此时耳郭则被翻向前方，双手摩擦耳背，至手指离开耳轮。如此一推一拉，往返按摩耳前与耳背，进行全耳按摩，直至全耳发热。一推一拉为 1 次，按摩 18～27 次。

【按语】

1. 控制饮食，限制每天总热量，使总热量低于消耗量，宜采用普通食物，其中碳水化合物、脂肪、蛋白质所占总热量之百分数比为50：35：15。

2. 多做体力劳动，参与体育锻炼，运动可自步行开始，以后可引入各种活动如跑步、游泳、骑车、登山、太极拳等。

3. 减肥降脂饮：金银花 6 克、荷叶 6 克、山楂 6 克、决明子 6 克、粳米 6 克。冲茶饮，不拘时。

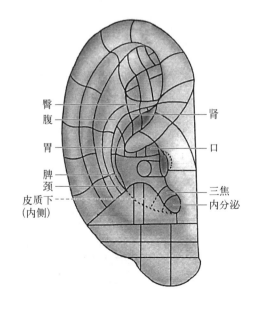

尿路感染

尿路感染是由细菌（极少数可由真菌、原虫、病毒）直接侵袭所引起，分为上尿路感染和下尿路感染，上尿路感染指的是肾盂肾炎，下尿路感染包括尿道炎和膀胱炎，肾盂肾炎又分为急性肾盂肾炎和慢性肾盂肾炎，好发于女性。本病常见尿频、尿急、尿痛等排尿异常，也可见尿失禁和尿潴留。慢性肾盂肾炎引起的慢性肾衰竭的早期可有多尿，后期可出现少尿或无尿。感染症状严重时，亦可见发热、周身乏力、汗出、寒战等。

本病属于中医学"淋证"范畴。主要是因肾虚，外感湿热秽浊邪毒，或膀胱湿热，气化失司而发病。病位在肾与膀胱，且与肝、脾有关。

【处方】

主穴：肾、膀胱、输尿管、内生殖器、外生殖器、尿道、皮质下、缘中、三焦。

配穴：面色㿠白、神疲乏力、纳呆者，加脾；小便热涩刺痛、尿色深红者，加肝；小便混浊如米泔水、淋漓不已、时作时止、遇劳即发者，加脾、胃。

【操作】

耳压法：取主穴4～5个，随症选取配穴，用王不留行贴压，以直压或点压手法按揉，每次取一侧耳穴，左右耳交替，3天换1次，10次为1个疗程。

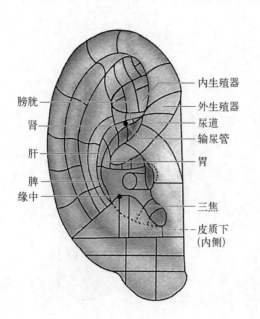

耳穴毫针法：取主穴4～5个，随症选取配穴，每次取一侧耳穴，左右耳交替。采用坐位，初诊者精神紧张惧痛、怕针或病重体弱者，可选用卧位进针。每穴直刺3～5毫米，留针20～30分钟，每天1次。亦可接电针，连续波，小电流。

耳穴埋针法：取主穴3～4个，随症选配穴1～2个，每次取一侧耳穴，左右耳交替，每天自行按揉3～5次，留针3～5天。

耳穴放血法：取主穴3～4个，随症选配穴1～2个，常规消毒，一次性采血针点刺，挤出血液 5～10 滴，用干棉球稍加压迫，2～3 天 1 次。

【按语】

1. 患者注意外阴部的清洁卫生，本病多有一定的诱因，故应仔细检查患者有无尿路结石，有无肾或输尿管畸形等。

2. 患病期间应合理安排性生活，注意节制房事，避免配偶发病。

3. 冬瓜红小豆粥：冬瓜 500 克、红小豆 30 克、薏苡仁 30 克，加适量水，熬稀粥，不加盐或低盐，食瓜喝粥，频服。

尿 潴 留

膀胱内积有大量尿液而不能排出，称为尿潴留，分为急性尿潴留和慢性尿潴留。急性尿潴留为突然发生的短时间内膀胱充盈，膀胱迅速膨胀而成为无张力膀胱，下腹胀并膨隆，尿意急迫，而不能自行排尿；慢性尿潴留是由膀胱颈以下梗阻性病变引起的排尿困难发展而来。手术或产后、前列腺增生、泌尿系结石患者出现的尿潴留，亦可参照本病治疗。

本病属于中医学"癃闭"范畴。由膀胱湿热、肺热壅盛、肝郁气滞、浊瘀阻塞或肾阳不足等，导致膀胱气化失司而出现尿闭不通。

【处方】

主穴：肺、膀胱、肾、三焦、脾。

配穴：腹肌无力者，加腹；精神紧张者，加皮质下、神门。

【操作】

耳压法：取主穴及相应配穴，并在穴区寻找敏感点，用王不留行贴压，采用直压或对压手法，宜强刺激，可取单侧或双侧耳穴，每穴按揉 30 秒，尤以膀胱穴为主，一次见效后可继续贴压直到完全恢复。

耳穴毫针法：每次取主穴 2 个、配穴 2 个，每次取一侧耳穴，两耳交替使用。直刺 3～5 毫米，留针 20～30 分钟，每天或隔天 1 次。亦可接电针，连续波，小电流。

耳穴按摩法：取主穴及相应配穴，进行点按，每次按压间隔约 0.5 秒，反复持续点压，使之产生轻度痛胀感。点压用力不宜过重，以胀而不剧痛、略感沉重刺痛为宜。每次每个穴位点压 20～30 下，一般每天点压 3～5 次。

耳穴放血法：取主穴 2～3 个，随症选取配穴 1～2 个，对所选腧穴进行点刺，挤出血液 10～20 滴，用干棉球稍加压迫。1 天 1 次，轮流用耳穴。

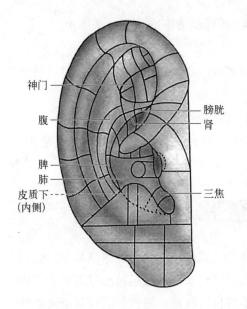

神门
腹
脾
肺
皮质下
(内侧)
膀胱
肾
三焦

【医案】

孙某，男，43岁，2020年11月15日初诊。直结肠切除术后小便不利2个月。患者2个月前行直结肠切除术，术后即出现小便不利，2020年11月9日拔尿管后小便仍不利，一直戴输尿管支架，中间拔过导尿管，但未成功。刻诊：形体适中，脘腹胀满，神疲乏力，纳眠尚可，小便色深，夜间量多而排出困难，现戴输尿管支架，大便后可排出小便，大便10天1次。痔疮病史6年。诊断为癃闭，证属脾肾气虚，治以健脾益气、益肾通便。

治疗：①耳穴，取心、脾、肾、膀胱、外生殖器、内生殖器，每次选择2个穴位，交替使用，应用0.5寸针灸针针刺，接电针，连续波，留针20分钟。每周4次。②针刺，取二便通调五穴、百会、脾俞、胃俞、三焦俞、肾俞、膀胱俞、合阳、天枢、水道、水泉。操作：先俯卧位，再仰卧位，天枢、水道、水泉施以捻转泻法，余穴施以补法，腹部腧穴不留针，余穴留针20分钟，每周4次。2020年11月17日二诊：治疗2次，感到排尿不利症状改善，排尿有力。2020年11月19日三诊：治疗4次，脘腹胀满程度减轻，小便排出容易，如法继续治疗。2020年12月23日四诊：经过耳穴、针刺治疗，导尿管拔除，小便能够自行排出。

【按语】

1. 针对患者心态，应给予解释和安慰，消除焦虑和紧张情绪。

2. 对于各种术后尿潴留的患者，点刺放血疗效较好。对于前列腺增生必要时可插导尿管，并注意合理饮水、阴部卫生。

3. 脐疗：一种方法将食盐炒黄待温度适宜，放于神阙穴填平，再用2根葱白压成0.3厘米厚的饼置于盐上，艾炷置葱饼上施灸，至温热入腹内有便意为止。另一种方法将活田螺捣碎，敷于脐部，2小时换1次。

压力性尿失禁

压力性尿失禁指腹压的突然增加导致尿液不自主流出的疾病，排除由逼尿肌收缩压或膀胱壁对尿液的张力压引起者。其特点是正常状态下无遗尿，而腹压突然增高时尿液自动流出。如咳嗽、大笑、打喷嚏、跳跃、搬重物时，尿液不自主地从尿道口漏出的现象。此种疾病多发生于妇女。

本病属于中医学"遗尿""漏尿"范畴。本病多由久病体虚，产后体虚，或年老肾气衰退，或先天不足所致肾气虚弱，不能固摄膀胱而发病。

【处方】

肾、膀胱、尿道、肺、肝、脾、三焦、内分泌、盆腔。

【操作】

耳压法：取上述耳穴 4～5 个，交替使用，用王不留行贴压，多用对压或直压强刺激手法。每次取一侧耳穴，2～3 天换 1 次，左右耳交替，10 次为 1 个疗程。

耳穴毫针法：取上述耳穴 4～5 个，交替使用，每次取一侧耳穴，左右耳交替，采用卧位进针。每穴直刺 3～5 毫米，留针 20～30 分钟。亦可接电针，疏密波，小电流。

耳穴埋针法：取上述耳穴 4～5 个，交替使用，每次取一侧耳穴，左右耳交替，每天自行按揉 3～5 次，留针 3～5 天。

熨耳法：选用升麻、党参、黄芪、白芍、炒白术、茯苓、肉苁蓉、附子、肉桂、杜仲、川楝子各 10 克，布包加热后在耳郭处温熨。每次温熨 10 分钟。此方也可温熨下腹部、会阴部 10 分钟。3 天 1 次，10 次为 1 个疗程。

【医案】

王某，男，59 岁，2020 年 12 月 1 日初诊。尿频、尿失禁 3 年余。患者 3 年前无明显诱因出现尿频、尿失禁。多方治疗，时轻时重，一直未愈。刻诊：形体偏瘦，神志清，精神萎靡，尿频、尿急，尿时失禁，大笑、大声讲话、长时间站立时更甚，无尿痛，夜间症状反无。纳可，易上火，不能吃牛肉，否则痔病发作。眠差易醒，大便 1 天 1 次。因为尿失禁，患者担心身体有异（尿）味，对于社会交往有恐惧心。既往有高血压病病史，服西药治疗。诊断为尿失

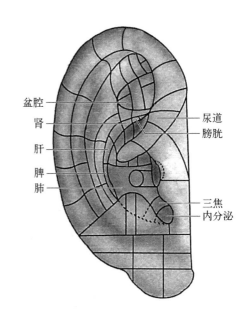

盆腔　肾　肝　脾　肺　尿道　膀胱　三焦　内分泌

禁，证属脾肾气虚，治以补脾益肾、固摄膀胱。

治疗：①耳穴，取脾、肾、耳背肾、膀胱、外生殖器、内生殖器，两耳交替使用，王不留行贴压，每天饭后、睡前各按压 1 次，5 天换 1 次，2 次贴压之间间隔 2 天。②针刺，取二便通调五穴、L_3～L_5 华佗背俞穴、合阳、昆仑、关元、天枢、水道、三太穴。操作：合阳、天枢、水道施以泻法，余穴施以补法。每周 3 次。应用上述方案，经过 1 周的治疗，患者感到小便次数、尿失禁症状改善；治疗 2 周，尿失禁明显改善，大笑时可以止住。治疗 8 周，尿频、尿失禁症状消失。

【按语】

1. 耳穴治疗本病症状轻者疗效甚为满意，有的留针期间就能见效。重者疗程可相对长些。

2. 体虚者配合中药气血双补，兼固治之，常可使耳穴疗法疗效较为巩固。

3. 食疗方：五味子、黑芝麻、熟地黄、芡实各 10 克，红糖适量，加水 500 毫升，煎服，2 天 1 剂。

老年性骨质疏松症

老年性骨质疏松症是一种全身骨代谢障碍的退行性、系统性骨病，腰背部疼痛是最常见的症状，疼痛呈钝痛或剧痛，疼痛沿脊柱向两侧扩散，仰卧位时疼痛减轻，后伸时疼痛加剧，日轻夜重，弯腰、咳嗽和大便用力时疼痛加重。脊柱活动受限，出现驼背。多由年龄过大，骨的脆性增加，骨折的发生概率增加，轻微的创伤即可发生骨折。女性多于男性，常见于老年人，尤其是绝经后妇女。

本病属于中医学"骨痿"范畴。多因老年人肾气亏虚，精血不足，骨无所主而发病。

【处方】

肾、脾、肝、颈椎、腰骶椎、肾上腺、内分泌、神门。

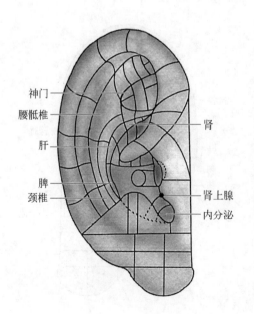

神门
腰骶椎
肝
脾
颈椎
肾
肾上腺
内分泌

【操作】

耳压法：取耳穴 4～5 个，轮流使用，用王不留行贴压，按压手法以对压或直压法为主。左右耳交替，5 天换 1 次。

耳穴毫针法：取耳穴 4～5 个，轮流使用，每次取一侧耳穴，左右耳交替，卧位进针，每穴直刺 3～5 毫米，留针 20～30 分钟，每天 1 次。

耳穴埋针法：取耳穴 3～4 个，轮流使用，每次取一侧耳穴，左右耳交替，每天自行按揉 3～5 次，留针 3～5 天。

耳穴按摩法：对所选穴位进行按压，每次按压间隔约 1 秒，反复持续点压，使之产生轻度痛、胀感。点压用力不宜过重，以胀而不剧痛、略感沉重刺痛为宜。每次每个穴位点压 20～30 下，每天点压 3～5 次。

【按语】

1. 老年人要加强体育活动，多食含钙高的食物，慎用糖皮质激素、肝素等易导致骨质疏松的药物。预防跌倒，以免骨折。

2. 茯苓羊肉包：茯苓 30 克，鲜羊肉 500 克，面粉 1 000 克，先取茯苓煎煮 3 次，每次加水适量，沸后 1 小时取药汁，3 次药液合并加入面粉，常法发面，将羊肉剁成肉末，与其他佐料拌成肉馅，待面发好后，做成包子食用。

类风湿性关节炎

类风湿性关节炎，简称"类风湿"，是一种病因尚未明确的慢性全身性炎症性疾病，以慢性、对称性、多滑膜关节炎和关节外病变为主要临床表现，属于自身免疫性疾病。好发于手、腕、足等小关节，反复发作，呈对称分布。发病时间可以为几天、几周或几个月，往往终身伴随，形成长期病痛，也有仅因关节组织的肿胀和扩展，只有关节运动时才发生局部疼痛者。发病早期往往有全身症状，如发热、疲劳、饮食不振、周身不适等，严重者可同时伴有贫血。晚期患者主要表现为关节脱位、半脱位、畸形改变、严重活动障碍、生活不能自理。

本病属于中医学"痹证""历节风"范畴。多为禀赋不足或调摄不慎，嗜欲无节，致气血肝肾亏损，风、寒、湿、热、痰、瘀等邪气滞留肢体筋脉、关节、肌肉，经络闭阻不通而发病。

【处方】

疼痛相应部位耳穴、肾上腺、皮质下、神门、心。

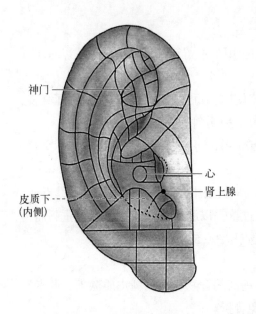

神门

皮质下
(内侧)

心

肾上腺

【操作】

耳压法：上述耳穴交替使用，每次取 4～5 个，用王不留行贴压，按压手法以对压或直压法为主。左右耳交替，5 天 1 次。

耳穴毫针法：上述耳穴交替使用，每次取 4～5 个，每次取一侧耳穴，左右耳交替，卧位进针，每穴直刺 3～5 毫米，留针 20～30 分钟，每天 1 次。

耳穴埋针法：上述耳穴交替使用，每次取 4～5 个，每次取一侧耳穴，左右耳交替，每天自行按揉 3～5 次，留针 3～5 天。

线香灸：上述耳穴交替使用，每次取 4～5 个，每次取一侧耳穴，左右耳交替，将点燃的卫生香对准所选的耳穴，以患者感到温热且稍有灼痛为度，每穴施灸 2～3 分钟，隔天 1 次，10 次为 1 个疗程。

熨耳法：选用川牛膝、独活、羌活、桑枝、延胡索、郁金、白芍、乳香、没药、鸡血藤、川乌、肉桂各 10 克，布包加热温熨耳郭。每次温熨 10 分钟。也可用此方温熨疼痛部位 10 分钟。疼痛重时每天 1 次，缓解后 2 天 1 次。

【按语】

1. 平时饮食宜清淡，补充蛋白质、各种维生素、矿物质，少吃辛辣、油腻及生冷的食物。

2. 劳逸结合，加强锻炼，防止受寒、淋雨和受潮。关节处要注意保暖，不穿湿衣、湿鞋、湿袜。下肢疼痛者，夏季少穿露腿服装，少吹空调，以免冬季疼痛加重。

风湿性关节炎

风湿性关节炎是一种常见的急性或慢性结缔组织炎症，属变态反应性疾病。可反复发作并累及心脏。以急性发热及关节和肌肉游走性酸楚、重着、疼痛为主要症状。急性炎症一般于 2～4 周消退不留后遗症，但常关节病变反复发作。若风湿活动影响心脏则可发生心肌炎甚至遗留心脏瓣膜病变。

本病属于中医学"痹证"范畴。多为正气不足，风、寒、湿、热等外邪侵袭人体，痹阻经络，气血运行不畅而发病。

【处方】

耳尖、疼痛相应部位耳穴、肾上腺、皮质下、神门、心。

【操作】

耳穴放血法（急性期和疼痛明显时）：①取双侧耳尖，常规消毒，一次性采血针点刺，挤出血液5～10滴，用干棉球稍加压迫，2～3天1次。②选上述耳穴3～4个，两耳交替，用一次性采血针轻轻点刺，使之轻微点状出血，然后用消毒脱脂棉按压，3天1次。

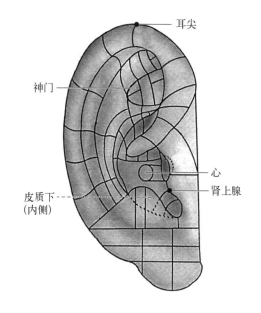

耳压法：上述耳穴交替使用，每次取4～5个，用王不留行贴压，按压手法以对压或直压法为主。左右耳交替，5天换1次。

耳穴毫针法：上述耳穴交替使用，每次取4～5个，每次取一侧耳穴，左右耳交替，卧位进针，每穴直刺3～5毫米，留针20～30分钟，每天1次。

耳穴埋针法：上述耳穴交替使用，每次取4～5个，每次取一侧耳穴，左右耳交替，每天自行按揉3～5次，留针3～5天。

熨耳法：选用川牛膝、独活、羌活、桑枝、延胡索、郁金、白芍、乳香、没药、鸡血藤、川乌、肉桂各10克，布包加热温熨耳郭。每次温熨10分钟。也可用此方温熨疼痛部位10分钟。疼痛重时每天1次，缓解后2天1次。

【按语】

1. 及时应对气温的变化，避免风寒湿邪侵袭。

2. 平时加强锻炼，增强体质，提高机体抵御风寒的能力。

贫 血

贫血是指人体外周血中红细胞容积的减少，低于正常范围下限的一种常见的临床症状。常见软弱无力疲乏、困倦，皮肤黏膜苍白，头晕、头痛、耳鸣、眼花、注意力不集中，食欲减退、腹部胀气、恶心、便秘，甚者可见心悸、气

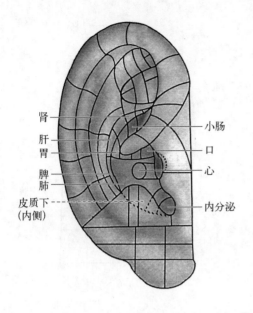

肾
肝
胃
脾
肺
皮质下
（内侧）

小肠
口
心
内分泌

急或呼吸困难等症状。在我国平原地区，成年男性血红蛋白（Hb）< 120 g/L，成年女性（非妊娠）Hb < 110 g/L，孕妇 Hb < 100 g/L 就可诊断为贫血。贫血有缺铁性贫血、出血性贫血、溶血性贫血、造血功能障碍性贫血等。

本病属于中医学"虚劳"范畴。多因心脾两虚，肝肾阴虚，脾肾阳虚等引起血分失养而发病。

【处方】

心、肝、脾、肺、肾、胃、口、小肠、内分泌、皮质下。

【操作】

耳压法：取耳穴 4～5 个，轮流使用，用王不留行贴压，按压手法以对压或直压法为主。左右耳交替，5 天换 1 次。

耳穴毫针法：取耳穴 4～5 个，轮流使用，每次取一侧耳穴，左右耳交替，卧位进针，每穴直刺 3～5 毫米，留针 20～30 分钟，每天 1 次。

耳穴埋针法：取耳穴 4～5 个，轮流使用，每次取一侧耳穴，左右耳交替，每天自行按揉 3～5 次，留针 3～5 天。

灸耳法：取耳穴 4～5 个，轮流使用，每次取一侧耳穴，左右耳交替，将点燃的艾条对准所选的耳穴，以患者感到温热为度，共施灸 5 分钟，隔天 1 次，10 次为 1 个疗程。

熨耳法：选用党参、白术、茯苓、甘草、木香、砂仁、白芍、当归、杜仲、熟地黄、川芎各 10 克，布包加热温熨耳郭。每次温熨 10 分钟。也可用此方温熨胃脘部中脘、下腹部关元各 10 分钟。

【按语】

1. 饮食富于营养、合理，食谱要广，不偏食。

2. 劳逸结合，加强锻炼，增强体质。

3. 当归砂仁生姜羊肉汤：当归 30 克、砂仁 10 克、生姜 5 片、羊肉 750 克，共煮。早晚趁热服食，常食。

第二节 妇科

月经不调

月经不调指月经周期或提前或延后1～2周者，患者可表现为月经周期或出血量的异常，或是月经前、经期时的腹痛及全身症状。

本病属中医学"月经先后无定期"等范畴。与肝、肾、脾之脏腑经气的功能失调有关，如精神抑郁，肝气不疏或肾气虚衰，藏泄失司，冲任失调，或饮食劳倦，思虑伤脾，脾气虚弱，冲任不固等。

【处方】

主穴：内生殖器、内分泌、缘中、肾、肝、脾。

配穴：热证者，加耳尖。

【操作】

耳压法：取主穴及配穴，采用王不留行贴压。以直压法和对压法为主，急性期疼痛剧烈者宜强刺激。每次贴压一侧耳穴，两侧交替，2～3天换1次，10次为1个疗程，每个疗程间隔3～5天。

耳穴毫针法：取主穴及配穴，每次取一侧耳穴，左右耳交替，采用卧位进针。每穴直刺3～5毫米，留针20～30分钟。亦可接电针，疏密波，小电流。

耳穴按摩法：取主穴和配穴，垂直点按，每穴点按20秒，依次进行。然后双手手掌摩擦发热，五指并拢，横放于两耳上，指尖向后，双手紧压两耳，向耳后推摩，至手掌离开耳轮。然后再向前拉摩，此时耳郭则被翻向

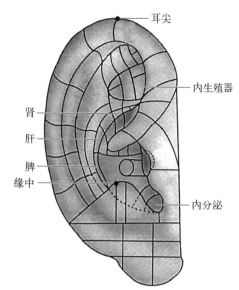

前方，双手摩擦耳背，至手指离开耳轮。如此一推一拉，往返按摩耳前与耳背，进行全耳按摩，直至全耳发热。一推一拉为1次，按摩18～27次。

【医案】

王某，女，38岁，2019年4月11日初诊。月经量少3年余。3年前行流产手术后出现月经量少，月经周期不规律，多方治疗，一直未愈。刻诊：形体偏瘦，精神尚好，面色少华，经期量少，色淡，周期不规律。纳眠可，二便调。舌尖红，苔少乏津，脉弦细。有子宫肌瘤病史。诊断为月经不调，证属气血亏虚，治以健脾益气、补益气血、调理冲任。

治疗：①耳穴，取神门、心、肝、肺、胃、内生殖器，双耳王不留行贴压，每天饭后、睡前各按压1次，3～5天换1次。②针刺，取百会、人迎、扶突、风池、天柱、中脘、天枢、关元、足三里、阳陵泉、公孙、三太穴、承山、昆仑。操作：百会，施以捻转补法；人迎、扶突、风池、天柱，施以导气法；中脘、天枢、关元，疾刺疾出不留针；足三里，施以提插泻法；阳陵泉，向下斜刺，得气为度；公孙、三太穴，施以捻转补法；承山，向上斜刺，得气为度；昆仑，直刺，得气为度。2019年4月19日复诊：经过上次治疗后症状明显好转，同时嘱患者加强锻炼，均衡营养。按照以上方案，每周治疗1次，又治疗12次，患者精神好、体质增强，月经量、色质正常而规律。

【按语】

1. 患者要避免受寒，尤其是避免小腹部受寒，多吃含有铁和滋补性的食物如乌鸡、羊肉、鱼子、虾、猪羊肾脏、黑豆、海参、胡桃仁等。

2. 保持规律的生活习惯，减轻工作压力，避免熬夜、过度劳累，适度体育锻炼，提高机体素质。

3. 山楂红糖饮：生山楂肉50克，红糖10克。山楂水煎去渣，冲入红糖，热饮，每天数次。

4. 手疗法：按揉肾区、胸腹区、腰腿区、合谷淋巴头面反射区。掐点后溪、劳宫，每穴30次，每天1次。

闭 经

闭经可分为原发性和继发性两种，凡年过18岁仍未行经者称为原发性闭经；在月经初潮以后，正常绝经以前的任何时间内（妊娠或哺乳期除外），月经闭止超过6个月者称为继发性闭经。

本病属于中医学"经闭""女子不月""月事不束"范畴，分为虚实两证。虚证多因肝阴不足，血海空虚，无血可行；实证多为气滞血瘀，脉道不通，经血不得下行而致。

【处方】

主穴：内生殖器、内分泌、缘中、肾、皮质下。

配穴：肝肾不足者，加肝；气血虚弱者，加心、脾；阴虚血燥者，加肝；气滞血瘀者，加肝、心；痰湿阻滞者，加脾。

【操作】

耳压法：取以上主穴，随症选取配穴 1～2 个，用王不留行贴压，多用对压或直压强刺激手法。每次取一侧耳穴，2～3 天换 1 次，左右耳交替，10 次为1 个疗程。

耳穴毫针法：每次取主穴 2 个、配穴 2 个，每次取一侧耳穴，两耳交替使用。直刺 3～5 毫米，留针 20～30 分钟，每天或隔天 1 次。

耳穴按摩法　双手拇、食指捏住耳垂，由上而下，一方面下拉，一方面摩擦，拇、食指离开耳垂时，耳垂则弹回。手法由轻至重，每次 3～5 分钟，早、晚各 1 次。

耳穴埋针法：取主穴 3～4 个，随症选取配穴 1～2 个，每次取一侧耳穴，左右耳交替，每天自行按揉 3～5 次，留针 3～5 天。

熨耳法：选用当归、熟地黄、杜仲、川芎、白芍、桂枝、郁金、延胡索、乳香、没药各 10 克，布包加热后在耳郭处温熨。每次温熨 10 分钟。也可用此方温熨乳房部位、后背的天宗穴各 10 分钟。3 天 1 次，10 次为1 个疗程。

【按语】

1. 单纯性营养不良引起的闭经患者需要增加营养，保持标准体重；体重过重而肥胖的女性闭经，需低热量饮食，但饮食需富含维生素和矿物质。

2. 患者应加强锻炼，进行适当的体力活动，增强体质，保证睡眠

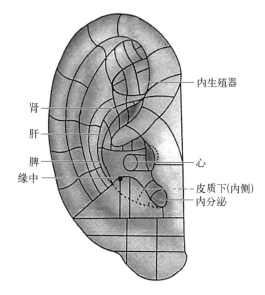

内生殖器

肾
肝
脾
缘中

心

皮质下(内侧)
内分泌

时间和质量，保持心情舒畅。

3. 牛膝猪蹄煲：川牛膝（布包）10克，猪蹄2只，黄酒20毫升，加水500毫升，炖至猪蹄熟烂，加葱、姜、盐等调味品，食猪蹄肉、喝汤，每周1次。

经前期紧张综合征

经前期紧张综合征是指育龄期妇女在月经前7～14天（月经周期的黄体期），反复出现一系列精神、情绪障碍、行为及体质等方面的症状，月经来潮后症状立即消失。最初可有乏力、疲劳、困倦、嗜睡等症状，也可表现为精神紧张、身心不安、烦躁、易怒，或抑郁不乐，焦虑、忧伤、情绪淡漠；可有头痛、乳房胀痛。

本病属于中医学"经行情志异常""经行头痛""经行浮肿""经行乳房胀痛"范畴。多因经前脏腑功能失调，肝郁气滞或肝肾阴虚等所致。

【处方】

主穴：内生殖器、内分泌、神门、皮质下、肝、肾。

配穴：精神症状明显者，加心；水肿明显者，加脾。

【操作】

耳压法：取所有主穴，随症选取配穴1～2个，用王不留行贴压，以对压或直压强刺激手法按压，每次取一侧耳穴，双耳交替，3～5天换1次，亦可将所选耳穴分为两组，分别贴压于左右耳，3～5天后交换穴位贴压，10次为1个疗程。

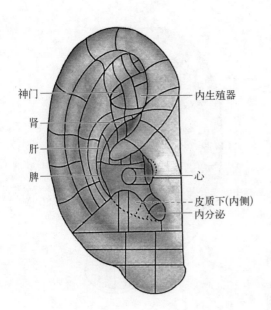

神门 —— 内生殖器
肾 ——
肝 ——
脾 —— 心
—— 皮质下(内侧)
—— 内分泌

耳穴毫针法：取主穴3～4个，并随症选取配穴1～2个，每次取一侧耳穴，左右耳交替，采用卧位进针。每穴直刺3～5毫米，留针20～30分钟。亦可接电针，疏密波，小电流。

耳穴埋针法：取主穴3～4个，随症选取配穴1～2个，每次取一侧耳穴，左右耳交替，每天自行按揉3～5次，留针3～5天。

耳穴按摩法：取主穴，并随症选取配穴，垂直点按，每穴点按 20 秒，依次进行。然后双手手掌摩擦发热，五指并拢，横放于两耳上，指尖向后，双手紧压两耳，向耳后推摩，至手掌离开耳轮。然后再向前拉摩，此时耳郭则被翻向前方，双手摩擦耳背，至手指离开耳轮。如此一推一拉，往返按摩耳前与耳背，进行全耳按摩，直至全耳发热。一推一拉为 1 次，最少按摩 9 次，一般按摩 18～27 次。

【按语】

1. 经前、经期忌过食生冷寒凉、辛燥之品，如梨、香蕉、马蹄、花椒、丁香、胡椒、辣椒等，尽量限制水、盐的摄入量。

2. 经前期应调整心情，保持心情舒畅。

3. 牡蛎海带汤：鲜牡蛎肉 250 克，海带 50 克，放入砂锅，加适量水，用小火煮沸，煮沸后加葱、姜、盐等调味品，再加入麻油适量即成。可当汤佐餐，每周 1 次。

原发性痛经

原发性痛经是指女性在生殖器官无明显病变的情况下，经期及其前后，出现小腹或腰部疼痛，甚至痛及腰骶；每随月经周期而发，严重者可伴恶心、呕吐、冷汗淋漓、手足厥冷，甚至昏厥。

本病属于中医学"痛经""经行腹痛"范畴。多由情志不畅，肝郁气滞或经期产后受寒湿，过食生冷，或素体阳虚不能温运胞宫等，以致冲、任二脉气血运行不畅而发病。

【处方】

主穴：内生殖器、内分泌、肝、肾、神门。

配穴：恶心、呕吐者，加胃；头痛、头晕者，加枕；乏力者，加脾。

【操作】

耳压法：取所有主穴，并随症选配穴 1～2 个，用王不留行贴压，按压手法多用直压法或点压法，每次取一侧耳穴，贴膏法可双耳同取，2～3 天换 1 次，5 次为 1 个疗程。

耳穴毫针法：取主穴和配穴，常规消毒，毫针针刺，留针 30 分钟，每次取一侧耳穴，左右耳交替，每天 1 次。亦可接电针，连续波，小电流。

耳穴埋针法：取主穴 3～4 个，随症选配穴 1～2 个，每次取一侧耳穴，左

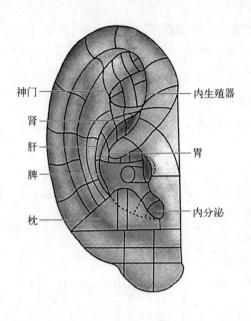

神门 —— 内生殖器
肾 ——
肝 ——
脾 —— 胃
枕 —— 内分泌

右耳交替，每天自行按揉 3～5 次，留针 3～5 天。

线香灸： 取主穴 3～4 个，随症选配穴 1～2 个，每次取一侧耳穴，左右耳交替，将点燃的卫生香对准所选的耳穴，以患者感到温热而稍有灼痛为度，每穴施灸 2～3 分钟，隔天 1 次，10 次为 1 个疗程。

耳穴按摩法： 取主穴和配穴，垂直点按，每穴点按 20 秒，依次进行。然后双手手掌摩擦发热，五指并拢，横放于两耳上，指尖向后，双手紧压两耳，向耳后推摩，至手掌离开耳轮。

然后再向前拉摩，此时耳郭则被翻向前方，双手摩擦耳背，至手指离开耳轮。如此一推一拉，往返按摩耳前与耳背，进行全耳按摩，直至全耳发热。一推一拉为 1 次，按摩 18～27 次。

【医案 1】

李某，女，35 岁，2019 年 7 月 25 日初诊。经行腹痛 5 年余。5 年来每当经行前 2～3 天便开始出现腹部疼痛，疼痛剧烈，曾服用益母草膏、布洛芬止痛，效可，但一经停药便会再次发作。刻诊：形体适中，神志清，精神可，面色少华，唇暗，语气平，月经周期 28 天左右，经期持续 5～6 天，经量较少，有血块，带下少，纳眠、二便无异常，舌暗尖红，苔薄白，脉细缓。辅助检查：2019 年 7 月 5 日某妇幼保健院彩超检查示子宫内有肌瘤。2017 年曾感染人乳头瘤病毒，治疗 1 年后已转阴。诊断为痛经，证属血虚血瘀，治以益气补血、通络止痛，佐以安神。

治疗：①耳穴，取内生殖器、内分泌、肝、肾、神门、心、胃，双耳王不留行贴压，每天饭后、睡前各按压 1 次，每周 1 次。②针刺，取百会、人迎、扶突、腹部四募穴、血海、足三里、阳陵泉、三太穴、肾俞、三神穴。操作：血海、足三里、阳陵泉施以泻法，余穴施以补法，1 周针刺 2 次。经过 3 个月治疗而愈。

【医案 2】

黄某，女，34 岁，2020 年 9 月 5 日初诊。经行腹痛 8 年余。经中西药物、针灸治疗，时轻时重，疼痛发作时注射止痛针剂方能止痛。刻诊：形体偏瘦，精神可，面色晦暗，月经色淡，有血块，经行小腹正中坠痛，胸痛，全身发凉，纳谷不馨，夜卧不宁但能入睡，睡眠不实易醒。诊断为痛经，证属冲任虚寒、胞络失养，治以调理冲任、温通胞络、安神止痛。

治疗：①针刺，取三神穴、内关、关元、子宫、足三里、地机、公孙、三太穴，施以补法，留针 20 分钟，每周 2 次。②耳穴，取神门、肝、脾、肾、胃、心、内生殖器、内分泌、皮质下，每次选择 4 个耳穴，双耳王不留行贴压，每天饭后、睡前各按压 1 次，5 天换 1 次，2 次贴压之间间隔 2 天。治疗 2 周后，患者纳谷增、睡眠实，小腹坠胀感明显减轻，面转红润色。又经过 12 周治疗，经行腹痛消失。

【医案 3】

袁某，女，28 岁，2020 年 10 月 8 日初诊。经期腹痛 10 年余。患者 10 年来经行前后小腹疼痛难忍，月经量少而色淡、间有血块，曾经中西医和针灸治疗。刻诊：经行胸闷不舒、小腹胀满而疼痛难忍，月经周期正常，量少色淡兼有血块，咽干、有异物感，吞咽正常，纳眠尚可，二便调，舌淡红、苔薄白，脉细弱。近日 B 超检查：结节性甲状腺肿（2 级），左侧 0.5 厘米×0.3 厘米，右侧 0.3 厘米×0.2 厘米。诊断为痛经，证属肝郁气滞，治以调理冲任、疏肝理气、通络止痛。

治疗：①耳穴，取内生殖器、神门、肝、肾、外生殖器，每次取 2 个穴位，0.5 寸针灸针针刺，接电针，连续波，留针 20 分钟，每周 1 次。②针刺，取双侧列缺、照海、内关、公孙、支沟、阳陵泉。操作：列缺、照海、内关，施以捻转补法，公孙、支沟、阳陵泉施以捻转泻法，留针 20 分钟，每周 2～3 次。经过 2 周治疗，咽部异物感明显减轻，心情舒畅，胸胁、小腹胀满感消失。经行时腹痛，但比原来明显减轻。又经过 3 个月治疗，经行腹痛症状去除。

【按语】

1. 治疗时机为月经来的前 1 周。经前期及行经期患者注意腹部保暖，勿食冷饮、辣椒、醋、甜品及田螺等食物，平时注意营养，适当锻炼，增强体质。

2. 剧痛时应卧床休息，如出现面色㿠白，肢冷出汗等虚脱症状，应立即平卧、保暖，饮温开水，必要时就诊。

3. 当归羊肉煲：当归 10 克、肉桂 3 克、陈皮 6 克、羊肉 500 克。将羊肉洗净，切块，与陈皮、当归同放入煲内焖煮至烂，放入肉桂煲 30 分钟，调味食用，每周 1 次。

慢性盆腔炎

慢性盆腔炎是指女性内生殖器及其周围结缔组织、盆腔腹膜的慢性炎症。患者全身症状多不明显，有时可有低热，易感疲乏，精神不振，周身不适，失眠，月经紊乱，白带增多，下腹部坠胀、疼痛，腰骶部酸痛及不孕等，如已形成慢性附件炎，则可触及肿块。

本病属于中医学"妇人腹痛""带下"范畴。多为脾虚、肾虚、湿热注于下焦，带脉失约，任脉不固所致。

【处方】

主穴：内生殖器、盆腔、内分泌、肾上腺。

配穴：脾虚者，加脾；肾虚者，加肾；湿热者，加三焦；外阴瘙痒者，加外生殖器。

【操作】

耳压法：取主穴及随症取配穴 1～2 个，在所选穴区敏感点处贴压王不留行，以直压或对压手法，实证宜强刺激，虚证则轻轻按揉，每次取一侧耳穴，两耳交替，或取双侧耳穴，每天治疗 1 次，7 次为 1 个疗程，疗程间休息 3～5 天。

耳穴放血法：取主穴 2～3 个，随症选配穴 1～2 个，对所选腧穴进行点刺，挤出血液 10～20 滴，用干棉球稍者，加压迫。一般 2 天 1 次。1 周为 1 个疗程。

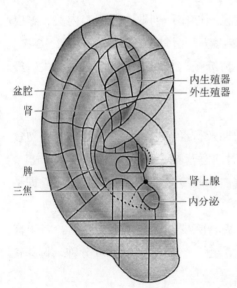

盆腔
肾
脾
三焦
内生殖器
外生殖器
肾上腺
内分泌

耳穴按摩法：双手拇、食指捏住耳垂，由上而下，一方面下拉，一方面摩擦，拇、食指离开耳垂时，耳垂则弹回。手法由轻至重，每次 3～5 分钟，早、晚各 1 次。

耳穴埋针法：取主穴 3～4 个，随症选配穴 1～2 个，每次取一侧耳穴，左右耳交替，每天自行按揉 3～5 次，留针 3～5 天。

【按语】

1. 少穿紧身裤、连裤袜，多穿宽松的运动裤或休闲裤，保持阴部干爽透气，减少细菌滋生，患病及治疗期间应尽量避免性生活。性伴侣有炎症者同时治疗。每天至少用温开水清洗 1 次外阴，立即换上干净的棉质内裤，并及时清洗换下的内裤。

2. 白菜绿豆饮：白菜根茎 1 个，绿豆芽 30 克。将白菜根茎洗净切片，与绿豆芽一同放入锅内，加水适量，将锅置武火上烧沸，改用文火熬 15 分钟，去渣，待凉装入罐中，频频服用。此法对白带腥臭者效果较好。

不 孕 症

女子婚后夫妇同居，有正常的性生活 2 年以上，配偶生殖功能正常，未避孕而未受孕者；或曾孕育过，未避孕 2 年以上未再受孕者，称为不孕症，前者称为原发性不孕症，后者称为继发性不孕症。可伴有月经失调、痛经、带下异常、盆腔炎症、内分泌失调等症状。常见因素包括排卵障碍，输卵管、子宫、子宫颈以及阴道因素等。

本病属于中医学"绝嗣""绝嗣不生""断续""断绪"范畴，主要与肾气不足，冲任气血失调有关。

【处方】

肾、脾、盆腔、神门、内生殖器、外生殖器、内分泌、肾上腺。

【操作】

灸耳法：取穴 4～5 个，每次取一侧耳穴，左右耳交替，将点燃的艾条对准所选的耳穴，以患者感到温热为度，共计施灸 5 分钟，隔天 1 次，10 次为 1 个疗程。

耳压法：取穴 5～6 个，用王不留行贴压，多用对压或直压强刺激手法。每次取一侧耳穴，2～3 天换 1 次，左右耳交替，10 次为 1 个疗程。

耳穴埋针法：取穴 3～4 个，每次取一侧耳穴，左右耳交替，每天自行按揉 3～5 次，留针 3～5 天。

熨耳法：选用女贞子、墨旱莲、

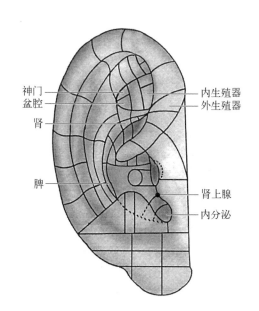

当归、肉苁蓉、附子、肉桂、虎杖、路路通各 10 克，布包加热后在耳郭处温熨。每次温熨 10 分钟。也可用此方温熨下腹部关元 10 分钟。3 天 1 次，10 次为 1 个疗程。

【按语】

1. 注意经期和性生活的卫生，推广避孕措施及加强生育指导，减少人工流产率。

2. 通过普及教育，使女方掌握测定排卵期的方法，增加妊娠的机会。

3. 脐疗法：艾条温和灸肚脐，每次 60 分钟，阴历每月的第 1～10 天，2 天灸 1 次。

产后腹痛

产后以小腹疼痛为主症者称为产后腹痛，又称"儿枕痛"，包括腹痛和小腹痛，以小腹部疼痛最为常见。检查腹部触诊痛时下腹部较硬，有块可及，或腹部柔软、无块。

本病多由瘀和寒引起，但也有失血过多，子宫失于滋养而表现腹部隐痛、恶露色淡者。主要病机有不荣而痛与不通而痛（产后宫缩痛参照本节治疗）。

【处方】

内生殖器、外生殖器、神门、盆腔、肾上腺、心。

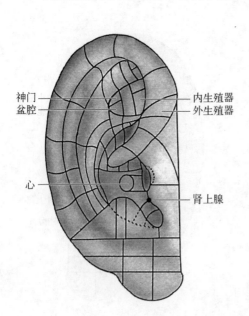

神门
盆腔
心
内生殖器
外生殖器
肾上腺

【操作】

耳压法：上述耳穴交替使用，每次取 4～5 个，用王不留行贴压，多用对压或直压强刺激手法。每次取一侧耳穴，2～3 天换 1 次，左右耳交替，10 次为 1 个疗程。

耳穴毫针法：上述耳穴交替使用，每次取 4～5 个，每次取一侧耳穴，左右耳交替，采用卧位进针。每穴直刺 3～5 毫米，留针 20～30 分钟。亦可接电针，疏密波，小电流。

耳穴埋针法：上述耳穴交替使用，每次取 4～5 个，每次取一侧耳穴，左右耳交替，每天自行按揉 3～5 次，留针 3～5 天。

熨耳法：选用当归、白芍、延胡索、郁金、肉苁蓉、肉桂、艾叶各 10 克，布包加热后在耳郭处温熨。每次温熨 10 分钟。也可用此方温熨下腹部关元 10 分钟。3 天 1 次，10 次为 1 个疗程。

【按语】

1. 临产时避免受寒、受风，防止因受寒、受风而致腹痛。

2. 饮食宜清淡，多吃蔬菜，少吃生冷食物。山芋、黄豆、蚕豆、豌豆、牛奶、白糖等容易引起胀气的食物，也以少食为宜。

3. 艾灸法：艾条点燃后在任脉上的神阙至关元，距皮肤约 2 厘米处，做平行往复回旋施灸，每次灸 20～30 分钟，每天 1 次。

产后乳汁不足

产后乳汁不足是指产妇在哺乳时乳汁甚少或全无，不足够甚至不能喂养婴儿的病症。除少数系乳房发育不良外，多数与产妇的全身营养不良、自主神经功能紊乱，特别是精神刺激、情志不畅有关。

本病属于中医学"乳汁不行"范畴。多为素体脾胃虚弱，生化之源不足，复因分娩失血过多，气随血耗，以致气虚血少，或因肝郁气滞，产后情志抑郁，肝失条达，气机不畅，以致经脉涩滞，乳汁运行受阻。

【处方】

主穴：内分泌、胸、交感、脾、肾、肺。

配穴：气血虚者，加胃；肝气瘀滞者，加肝。

【操作】

耳压法：取上述主穴和配穴，用王不留行贴压，发作期宜用对压或直压手法强刺激。每次取一侧耳穴，双耳交替，3～5 天换 1 次，10 次为 1 个疗程。

耳穴温针灸：取主穴 3～4 个，随症选配穴 1～2 个，进行毫针针刺。待针刺完毕后，在耳针的针尾放置少许艾绒，并

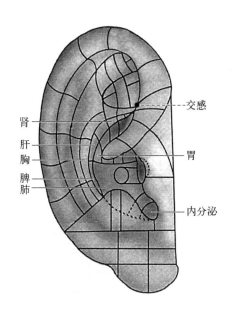

肾　肝　胸　脾　肺　交感　胃　内分泌

用手挤压使艾绒紧密的包绕在针柄周围，应用檀香或卫生香将艾绒点燃。每次艾绒燃烧约 2 分钟，每更换 1 次艾绒为 1 壮，每次灸 3 壮。

耳穴毫针法： 每次取耳穴 2 个、配穴 2 个，每次取一侧耳穴，两耳交替使用。直刺 3～5 毫米，留针 20～30 分钟，每天或隔天 1 次。

【按语】

1. 患者保持心情舒畅，戒急躁。奶水越少，越要增加宝宝吮吸的次数，由于宝宝吮吸的力量较大，可借助宝宝的嘴巴来按摩乳晕，增强乳汁的分泌，每次哺乳后要让宝宝充分吸空乳房，这样利于乳汁的再生。

2. 饮食上可以多吃营养丰富的食物，如猪蹄、黑鱼、鹅蛋、鸡蛋等，多喝粥。

高泌乳素血症

高泌乳素血症是指外周血中泌乳素水平明显高于正常〔泌乳素（PRL）≤ 25 ng/mL〕，引起的症状如闭经、溢乳、月经失调、不孕等。多发生在女性，又称为"闭经溢乳综合征"。

本病属于中医学"闭经""溢乳""月经不调""不孕"范畴。多由肝失调达，肾精亏虚，冲任失调而发病。

【处方】

肾、心、神门、交感、盆腔、内生殖器、内分泌。

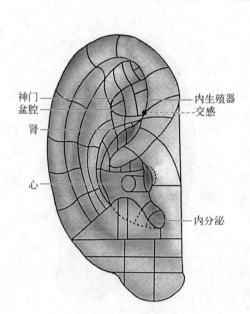

神门
盆腔
肾
心
内生殖器
交感
内分泌

【操作】

耳压法： 取耳穴 4～5 个，用王不留行贴压，以对压或直压强刺激手法按压，每次取一侧耳穴，双耳交替，3～5 天换 1 次，10 次为 1 个疗程。

耳穴毫针法： 取耳穴 4～5 个，每次取一侧耳穴，左右耳交替，采用卧位进针。每穴直刺 3～5 毫米，留针 20～30 分钟，每天 1 次。亦可接电针，疏密波，小电流。

灸耳法： 取耳穴 4～5 个，每次取一侧耳穴，左右耳交替，将点燃的艾条对准所选的耳穴，以患者感到温热为度，共计施灸 5 分钟，隔天 1 次，10 次为 1 个疗程。

耳穴埋针法：取耳穴 4～5 个，每次取一侧耳穴，左右耳交替，每天自行按揉 3～5 次，留针 3～5 天。

耳穴放血法：取双侧耳尖，常规消毒，一次性采血针点刺，挤出血液 5～10 滴，用干棉球稍加压迫，2～3 天 1 次。

熨耳法：选用当归、川芎、杜仲、肉苁蓉、乳香、没药、女贞子、墨旱莲各 10 克，布包加热后在耳郭处温熨。每次温熨 10 分钟。也可用此方温熨乳房部位、后背的天宗穴各 10 分钟。3 天 1 次，10 次为 1 个疗程。

【按语】

1. 加强谷肉果菜的摄入，饮食中增加蛋白质及各种维生素，使冲任充盛、血海满溢。

2. 注意七情调理，避免恼怒、惊恐、忧伤等情志过度改变。

3. 避免过度劳累、生冷之品、淋雨涉水等，寒温适宜。

4. 足疗法：垂体、性腺、肾上腺、甲状腺、肾、心、膀胱、卵巢、子宫、输卵管，每一穴区深部按压 2 分钟，每天 1 次。

更年期综合征

更年期综合征是由雌激素水平下降，卵巢功能减退，垂体功能亢进，分泌过多的促性腺激素，引起自主神经功能紊乱，而出现月经变化，面色潮红，心悸，失眠，乏力，抑郁，多虑，情绪不稳定，易激动，注意力不集中等症状。

本病属于中医学"脏躁""绝经前后诸症"范畴。多由肾气渐衰，冲任方虚，天癸将竭，精血不足，水不涵木，阴阳失调所致。

【处方】

主穴：内生殖器、内分泌、肾、神门、交感。

配穴：情绪激动、失眠多梦、心悸者，加心；血压高者，加耳尖；功能失调性子宫出血者，加肝、脾；潮热者，加肺；耳鸣者，加内耳。

【操作】

耳压法：取所有主穴，随症选取配穴 1～2 个，用王不留行贴压，以对压或直压强刺激手法按压，每次取一侧耳穴，双耳交替，3～5 天换 1 次，亦可将所选耳穴分为两组，分别贴压于左右耳，3～5 天后交换穴位贴压，10 次为 1 个疗程。

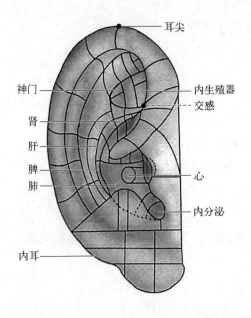

耳尖
神门
内生殖器
交感
肾
肝
脾
心
肺
内分泌
内耳

耳穴毫针法：取主穴3～4个，并随症选取配穴1～2个，每次取一侧耳穴，左右耳交替，采用卧位进针。每穴直刺3～5毫米，留针20～30分钟。亦可接电针，疏密波，小电流。

灸耳法：取主穴3～4个，随症选取配穴1～2个，每次取一侧耳穴，左右耳交替，将点燃的艾条对准所选的耳穴，以患者感到温热为度，共计施灸5分钟，隔天1次，10次为1个疗程。

耳穴按摩法：取主穴，并随症选取配穴，垂直点按，每穴点按20秒，依次进行。然后双手手掌摩擦发热，五指并拢，横放于两耳上，指尖向后，双手紧压两耳，向耳后推摩，至手掌离开耳轮。然后再向前拉摩，此时耳郭则被翻向前方，双手摩擦耳背，至手指离开耳轮。如此一推一拉，往返按摩耳前与耳背，进行全耳按摩，直至全耳发热。一推一拉为1次，最少按摩9次，一般按摩18～27次。

【按语】

1. 合理调整营养，饮食要做到低热量、低脂肪、低盐、低糖，适当补钙。多进行户外活动，保证充足睡眠，这样可以预防骨质疏松。同时保持心情舒畅，多与人交流沟通。

2. 甘麦饮：炒小麦10克，炒山楂10克，红枣（切开）10枚，甘草10克，泡水，代茶饮，频服。

急性乳腺炎

急性乳腺炎是指乳腺组织的急性化脓性感染，多见于初产妇，由于乳腺皲裂，乳腺导管开口阻塞，引起乳汁壅积而致。以产后6周内发病最多见，一侧或双侧同时发病。主要症状为起病急，初起乳房肿胀、疼痛、皮肤不红或微红，继之局部硬结渐增大，疼痛加剧，伴发热；如不积极治疗，常转成脓肿，病后可影响患者乳腺分泌而造成无乳。

本病属于中医学"乳癖"范畴。妇女因肝气郁结，胃热壅滞，或因乳汁积滞，或乳儿吸乳时损伤乳头，感染热毒，或产后血虚，感受外邪，以致湿热蕴结，气血凝滞而发病（慢性乳腺炎可以参照本病治疗）。

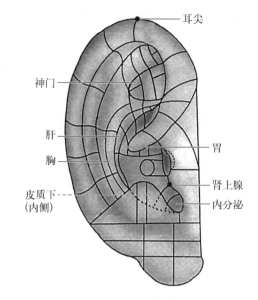

【处方】

主穴： 胸、肝、胃、内分泌、皮质下、耳尖。

配穴： 乳房胀痛者，加神门；发热者，加肾上腺。

【操作】

耳穴放血法： ① 取主穴 3～4 个，并随症选取配穴，常规消毒，一次性采血针点刺，挤出血液 5～10 滴，用干棉球稍加压迫，2～3 天 1 次。② 取双侧耳尖，常规消毒，一次性采血针点刺，挤出血液 5～10 滴，用干棉球稍加压迫，2～3 天 1 次。

耳穴毫针法： 取主穴，并随症选取配穴，每次取一侧耳穴，左右耳交替，采用卧位进针。每穴直刺 3～5 毫米，留针 20～30 分钟。亦可接电针，疏密波，小电流。

耳压法： 取所有主穴及相应配穴，采用王不留行贴压，按压手法以对压或直压法为主，每次取一侧耳穴，双耳交替，5 天换 1 次，10 次为 1 个疗程，疗程间休息 3～5 天。

耳穴按摩法： 取以上主穴，随症选取配穴，进行点按，每次按压间隔约 0.5 秒，反复持续点压，使之产生轻度痛胀感。点压用力不宜过重，以胀而不剧痛、略感沉重刺痛为宜。每次每个穴位点压 20～30 下，一般每天点压 3～5 次。

【按语】

1. 早期按摩和吸乳是避免转成脓肿的关键。手法触诊明确肿块位置、范围及导管不通之部位。乳头消毒后，首先使用提捏手法刺激乳头，引起排乳反射。乳房上涂润滑剂，先从乳腺无病变位置开始由四周向乳头呈放射状排乳，双手拇指由乳根部向乳头方向推进数次，促进肿胀乳房内乳汁排出。并可配合吸乳器吸乳，以吸通阻塞的乳腺管口。吸通后应尽量排空乳汁。

2. 饮食宜清淡，易消化，少吃油腻食物，忌辛辣刺激之品。保持良好的心情，避免情绪抑郁不舒。

3. 敷贴疗法：取新鲜蒲公英捣烂并敷贴乳房红肿处，或用除去刺和绒毛的新鲜仙人球或仙人掌捣烂敷贴，上面盖以纱布，每天换数次，待红肿消退为止。

乳腺增生症

乳腺增生是一种生理增生与复旧不全造成的乳腺正常结构的紊乱，囊性改变少见，多以腺体增生为主，故多称乳腺增生症。主要有两方面表现：一是乳房胀痛，多具有周期性，常在月经来潮前加重；二是乳房肿块，常为多发性，可见于一侧或双侧乳房，可局限于乳房的一部分或分散到整个乳房，肿块往往有结节感，大小不一，质韧而不硬，与周围组织分不清，但无粘连。近年发病有年轻化的趋势。

本病属于中医学"乳癖""乳痰""乳核"范畴。多为情致内伤、肝郁痰凝，积聚乳房、胃络所致；或因思虑伤脾，郁怒伤肝，以致冲任失调、气滞痰凝所致。病变部位在乳房，与肝、脾、胃、肾等脏腑，以及冲脉、任脉、胃经、肝经、脾经等有关。

【处方】

主穴：胸、肝、脾胃、内分泌、皮质下。

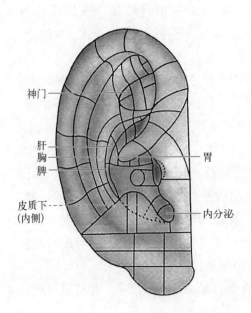

神门

肝
胸
脾

胃

皮质下
（内侧）

内分泌

配穴：经前乳房胀痛者，加神门。

【操作】

耳压法：取所有主穴及相应配穴3～6个，采用王不留行贴压，按压手法以对压或直压法按压，每次取一侧耳穴，双耳交替，5天换1次，10次为1个疗程，疗程间休息3～5天。

耳穴毫针法：取耳穴3～4个，采用卧位进针。每穴直刺3～5毫米，留针20～30分钟。亦可接电针，疏密波，小电流。

耳穴按摩法：取主穴，随症取配穴2～3个，进行点按，每次按压间隔约 0.5 秒，反复持续点压，使之产生轻度痛胀感。点压用力不宜过重，以胀而不剧痛，略感沉重刺痛为宜。每次每个穴位点压 20～30 下，一般每天点压 3～5 次。

耳穴放血法：取主穴 3～4 个，并随症选取配穴 1～2 个，常规消毒，一次性采血针点刺，挤出血液 5～10 滴，用干棉球稍加压迫，2～3 天 1 次。

熨耳法：选用乳香、没药、柴胡、龙胆草、夏枯草、延胡索、海藻、昆布、三棱、莪术、白芍、香附、橘核各 10 克，布包加热后在耳郭处温熨。每次温熨 10 分钟。也可用此方温熨乳房部位、后背的天宗穴各 10 分钟。3 天 1 次，10 次为 1 个疗程。

【按语】

1. 乳腺小叶增生患者应消除恐惧及顾虑（担心发展成肿瘤），保持良好的心态，情绪稳定，已婚女性应尽可能保持和谐、规律的性生活。宜常吃海带，有消除疼痛、缩小肿块的作用，多吃橘子、牡蛎等行气散结之品；忌食生冷和辛辣刺激性的食物。

2. 鳖甲绿丝汤：海带、鳖甲、猪瘦肉各 60 克。取海带，用清水洗去杂质，泡胀切丝，鳖甲打碎，猪瘦肉切块。将以上材料共煮汤，汤成后加入适量盐、麻油调味即可。每天分 2 次食用。

第三节 男科

阳 痿

阳痿是男子性功能障碍的一种，属于勃起障碍，指阴茎不能勃起，或勃起不坚，或坚而不久，以致不能完成性交的一种疾病。主要原因有三：①大脑皮质功能紊乱；②脊髓中枢功能紊乱；③器质性病变。

本病属于中医学"痿证"范畴。先天禀赋不足，或房事不节，或久病大病，致命门火衰；或饮食不节，过食肥甘，久则脾胃虚弱，或劳心积虑，均可耗伤心脾气血，致心脾两亏；或情志不畅，郁怒伤肝；或感受湿热之邪，湿热下注；性交受吓，惊恐不定伤肾；久坐寒湿之地，或受寒冷较长时间，寒湿侵袭肝经；跌仆损伤，或会阴、盆腔手术等均可发为本病。病位在肾，与心、脾、肝关系密切。

【处方】

主穴：肾、心、脾、肝、内生殖器、外生殖器、皮质下、耳背肾。

配穴：遗精者，加神门、内分泌；阴囊瘙痒、潮湿、小便黄赤者，加小肠、尿道。

【操作】

耳压法：取主穴3～4个，选取配穴2～3个，用王不留行贴压，每次取一侧耳穴，左右耳交替取穴，3～4天换1次，10次为1个疗程。

耳穴毫针法：取主穴3～4个，选取配穴2～3个，选用卧位进针。每穴直刺3～5毫米，留针20～30分钟。每次取一侧耳穴，左右耳交替取穴，每天1次，10次为1个疗程。亦可接电针，连续波，小电流。

耳穴埋针法：取主穴2～3个，随症选取配穴，每次取一侧耳穴，左右耳交替，每天自行按揉3～5次，留针3～5天。

灸耳法：取主穴3～4个，随症选配穴1～2个，每次取一侧耳穴，左右耳交替，将点燃的艾条对准所选的耳穴，以患者感到温热、舒适为度，共计施灸5分钟，隔天1次，10次为1个疗程。

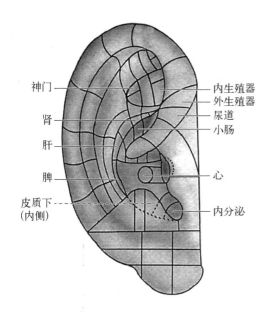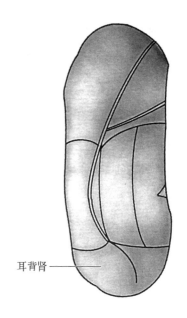

【医案 1】

张某，男，38 岁，已婚，生一子，2019 年 10 月 18 日初诊。勃起时间减少、不能完成性生活 3 个月。患者 3 个月前因工作压力大逐渐出现阳痿，曾服用补肾胶囊等药物治疗，效不显。刻诊：形体偏胖，精神萎靡，面色晦暗，房事勃起不坚而软，勃起时间较短，阴囊、会阴略潮湿，偶感阴茎、睾丸疼痛，龟头感麻冷。最近脱发明显（晨起后枕巾上头发较多），纳眠可，二便调。舌淡胖、舌边齿痕明显，苔薄白，脉细。查体：阴茎、睾丸发育正常，提睾反射正常。诊断为阳痿，证属心神不宁、肾阳亏虚，治以宁心安神、温补肾阳。

治疗：①耳穴，取神门、心、肾、耳背心、耳背肾，每次选择 2 个穴位，交替使用，应用 0.5 寸针灸针针刺，接电针，连续波，留针 20 分钟。②针刺，取百会、神门、内关或大陵、气海、关元、曲骨、阳陵泉、足三里、三太穴。操作：神门、内关或大陵施以导气法，足三里施以提插泻法，余穴施以捻转补法。气海、关元、曲骨不留针，余穴留针 20 分钟。每周 2 次。同时嘱咐患者调畅情志，起居有常，减缓工作节奏。治疗 1 周，勃起强度和时间有起色。治疗 4 周，基本能够完成房事。治疗 5 周，房事正常。

【医案 2】

华某，男，41 岁，已婚，生一子，2020 年 9 月 27 日初诊。房事不举 4 年余。曾经中西医治疗，乏效且逐渐加重，以致房事微软不举。有糖尿病病史 7 年，服二甲双胍、阿卡波糖等药物治疗。刻诊：形体适中，精神可，面色少华，神疲乏力，房事阴茎不举，腰膝酸软，阴囊无潮湿，纳可，眠稍差，小便黄，大便排出困难，黏成块，排气多。舌淡胖、略紫，苔白腻，脉细。查体：外生殖器发育正常。诊断为阳痿，证属血虚夹瘀，治以补益气血、活血化瘀、温肾开窍。

治疗：①耳穴，取神门、脾、胃、肾、肝、外生殖器、内生殖器，双耳王不留行贴压，每天饭后、睡前各按压1次，5天换1次，2次贴压之间间隔2天。②针刺，胸腹部六募穴、曲骨、股九针、足三里、阳陵泉、公孙。操作：膻中施以捻转泻法，中府、中脘、关元、章门、阳陵泉、公孙施以捻转补法，施以捻转补法，曲骨、股九针施以导气法，天枢、足三里施以提插泻法，胸腹部腧穴不留针，余穴留针20分钟。每周3次。经过2周治疗，房事阴茎能举，患者心情愉快、信心增强。又经过2周治疗，患者能够完成房事，但是房事早泄。又治疗3周，房事正常。

【按语】

1. 首先排除器质性疾病，耳穴治疗对器质性疾病效果不好，对功能性疾病的效果较好。因精神、情境等因素引起者，除治疗外，要进行开导。饮食有节，起居有常，节制性生活，戒除恣情强力性交、手淫等不良习惯。

2. 自我保健按摩，睡前仰卧于床上：① 由胸部向曲骨掌推36次，动作要沉缓有力并与呼吸同步，即吸气时手掌收回放在胸部，呼气时推下。② 双手手掌于脐部揉36圈。③ 捏拿两侧大腿根部36次。④ 双手指揉同侧睾丸100次。⑤ 两手分别捻搓同侧睾丸后筋条（精索）100次，以有酸胀感为度。⑥ 双手松弛相间地握阴茎和龟头100次。⑦ 一手食、中指夹于阴茎根部，甩动阴茎向前后、左右方向各100次，使阴茎丰满、挺立。

遗　精

遗精是指成年男子不自主地排出精液，其中遗精发生在晚上做梦时，每周超过2次以上者为梦遗；无梦而不分昼夜稍一动念精液即自行滑出者为滑精。遗精可由膀胱或直肠充胀，或睡眠时下腹部受压及精神因素而引起，多属功能性。若青壮年偶有遗精，过后无其他症状，属于精满自溢，不属病态。

本病由肾阴亏耗，心火亢盛，或湿热下注，扰动精室而致者，多属实证；由久病肾虚，精关不固所致者，多为虚证。

【处方】

主穴：肾、心、内生殖器、皮质下、耳背肾。

配穴：梦遗者，加神门、垂前；滑精者，加内分泌、缘中；阴囊瘙痒、小便黄赤者，加肝、小肠。

【操作】

耳压法：取所有主穴，随症选取配穴 2～3 个，用王不留行贴压，梦遗者多用对压或直压手法按揉，滑精者多用点压手法按揉，每次取一侧耳穴，左右耳交替，2～3 天换 1 次，10 次为 1 个疗程。

耳穴毫针法：取主穴 3～4 个，并随症选取配穴，采用坐位，初诊者精神紧张惧痛、怕针或病重体弱者，可选用卧位进针。每穴直刺 3～5 毫米，留针20～30 分钟。每次取一侧耳穴，左右耳交替，每天 1 次，10 次为 1 个疗程。

耳穴埋针法：取主穴 3～4 个，随症选取配穴。每次取一侧耳穴，左右耳交替，每天自行按揉 3～5 次，留针 3～5 天。

【按语】

1. 耳穴治疗对遗精疗效肯定，对梦遗治疗效果较好。因本病多为功能性，故治疗期间应注意精神调节，消除思想顾虑。养成良好的生活习惯，精神内守，避免过度淫念。不要穿紧身内裤，减少阴部摩擦，避免阴茎充血。

2. 六子饮：韭菜子、菟丝子、五味子、女贞子、覆盆子、枸杞子各 15 克，共研细末，每次 10 克，每天 2 次，温开水送服。适用于肾虚不固型遗精。

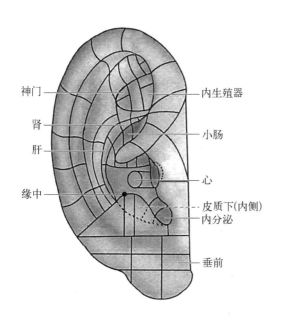

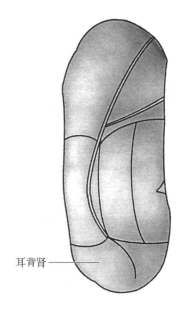

早　泄

早泄是指射精发生在阴茎进入阴道之前，或进入阴道中时间较短（不足1分钟）而射精出现的性交不和谐障碍。早泄带有普遍性，可致性生活质量不高，也会引起阳痿等其他性功能障碍。早泄既有精神因素的影响，也见于尿道炎、精囊炎、前列腺炎、包皮过长等疾病。

本病为肾脏虚损，肾脏封藏功能失调，肾中阳气不足以固摄精液，精关不固；或肝郁气滞，肝失条达而致。

【处方】

主穴：肾、神门、交感、盆腔、尿道、外生殖器。

配穴：烦躁不安者，加肝、皮质下；心悸、怔忡、失眠者，加心。

【操作】

耳压法：取主穴3～5个，随症选取配穴，用王不留行贴压，以直压或点压手法按揉，每次取一侧耳穴，3～5天换1次，左右耳交替，10次为1个疗程。每次性生活前5分钟开始按压，按压1～2分钟。

耳穴毫针法：取主穴3～5个，并随症选取配穴，选用卧位进针。每次取一侧耳穴，左右耳交替，每穴直刺3～5毫米，留针20～30分钟。

耳穴埋针法：取主穴3～4个，随症选配穴，每次取一侧耳穴，左右耳交替，每天自行按揉3～5次，留针3～5天。每次性生活前5分钟开始按压，按压1～2分钟。

熨耳法：选用肉苁蓉、车前草、杜仲、补骨脂、五味子、川楝子各10克，布包加热后在耳郭处温熨。每次温熨耳部5分钟，也可用此方温熨下腹部关元、次髎、会阴各5分钟。3天1次，10次为1个疗程。

耳穴放血法：取双侧耳尖，常规消毒，一次性采血针点刺，挤出血液5～10滴，用干棉球稍加压迫即可，2～3天1次。

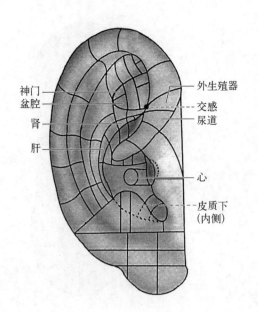

神门
盆腔
肾
肝

外生殖器
交感
尿道

心

皮质下
（内侧）

【医案】

张某，男，32岁，已婚，育有两子，2021年10月10日初诊。早泄3年余。患者3年来房事早泄，阴茎勃起硬度尚可，但不到1分钟即泄。曾服用多种中成药和汤剂，但是效果一直不满意。刻诊：形体适中，精神一般，平素神疲乏力，畏寒肢冷，腰膝酸软，房事勃起硬度可但射精过早，1分钟左右即泄，有时一触即泄，阴囊无潮湿，也无下坠感。工作压力大，夫妻感情好。纳少，食欲低，眠差，入睡困难，易醒，多梦，大便稀薄，遇生冷食物、受寒则大便不成形。舌淡胖，边有齿痕，苔白腻，脉细。外生殖器发育正常。诊断为早泄，证属肾阳虚证，治以宁心安神、温肾固摄。

治疗：①耳穴，取神门、肾、肺、外生殖器、内生殖器、交感，两耳交替使用，王不留行贴压，每天饭后、睡前各按压1次，5天换1次。②针刺：取印堂、百会、四神聪、中极、肾俞、肓俞、水道、归来、股九针、阴陵泉、足三里、阳陵泉、水泉、八髎、合阳。操作：印堂、百会、四神聪、中极、肾俞、肓俞、水道、归来、股九针、阴陵泉、水泉施以捻转补法，次髎、合阳施以捻转泻法，足三里、阳陵泉施以提插泻法，腹部、骶部腧穴不留针，余穴留针20分钟。每周3次。③中药，淫羊藿15克，蛇床子9克，杜仲、桑螵蛸、干姜、茯苓、党参各12克，炒白术30克，炙甘草、肉桂、乌药各9克，制远志、女贞子、墨旱莲各9克，五倍子6克，酒五味子、诃子各15克，淡竹叶12克，鹿角胶（烊化）9克，7剂，水煎服，每天1剂。余治疗方法不变。2021年10月17日二诊：精神好，体力增强，纳谷馨，饮食增加，睡眠明显改善。舌淡红，胖大舌，齿痕明显，苔略腻，苔白，脉细。上方改鹿角胶（烊化）12克，加升麻12克、防风6克、合欢花12克，7剂，水煎服，每天1剂。耳穴贴压、针刺继续治疗。2021年10月26日三诊：早泄症状改善明显，能够完成房事，纳谷馨，眠已可，大便略薄。舌淡红，苔薄白，脉细。停用针刺、中药，继续用耳穴治疗。2021年11月4日四诊：精神好，房事满意，纳谷馨，眠可，大便成形，1天1次。再取耳穴心、神门、肾、外生殖器、内生殖器，王不留行贴压治疗1次，巩固疗效。

【按语】

1. 应用耳穴疗法治疗本病疗效较好，患者应树立信心，消除顾虑。

2. 平时节制性生活，杜绝自慰，性生活前加强交流，互相鼓励。

3. 脐疗法：覆盆子、五味子、山药各10克，研末，醋调，敷贴于脐部，6小时后取下。或于性生活前30分钟敷贴于脐部。

精液不液化

正常的精液在射出时呈液化状态，但立即凝固成胶冻状或凝块状，经10～20分钟就液化成水样液体，此过程称为精液的液化，属正常的生理现象。如精液排出体外，超过30分钟仍呈胶冻状，则属于病理情况，称为精液不液化。男性不育中，精液不液化占30%～40%。

本病属于中医学"无子""不嗣""精冷"范畴。多与瘀滞、湿热、肾虚有关，凡肾阳不足，肾阴阳失调，或湿热之阴邪，寒凝血瘀阻遏气机，均可致气化失常而出现精液不液化。

【处方】

肾、耳背肾、脾、心、神门、交感、盆腔、肾上腺、内生殖器。

【操作】

耳穴按摩法：以食指指腹轻轻按揉耳穴，拇指配合，每耳按揉1～2分钟，或以耳部发热为度。

耳穴放血法：取耳穴2～3个，消毒耳穴，点刺耳穴，每穴出血2～3滴，然后用干棉球按压止血。3～5天治疗1次，2次为1个疗程。

耳压法：取耳穴4～5个，王不留行贴压，以直压或点压手法按揉，每次取一侧耳穴，按压1～2分钟，3～5天换1次，左右耳交替，10次为1个疗程。

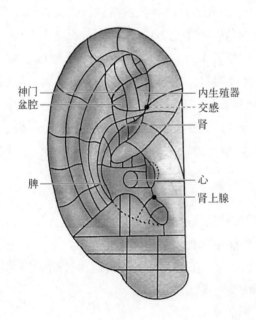

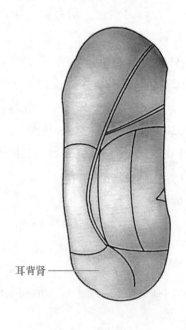

耳穴毫针法：取耳穴 4～5 个，选用卧位进针。每次取一侧耳穴，左右耳交替，每穴直刺 3～5 毫米，留针 20～30 分钟，每天 1 次，10 次为 1 个疗程。

耳穴埋针法：取耳穴 3～4 个，每次取一侧耳穴，左右耳交替，每天自行按揉 3～5 次，留针 3～5 天。每次性生活前 5 分钟开始按压，按压 1～2 分钟。

熨耳法：选用干姜、肉桂、杜仲、补骨脂、肉苁蓉、川楝子各 10 克，布包加热后在耳郭处温熨。每次温熨耳部 5 分钟，也可用此方温熨下腹部关元、次髎、会阴各 5 分钟。3 天 1 次，10 次为 1 个疗程。

【按语】

1. 本病常与精囊、精索、睾丸和前列腺疾病有关，应根据病因施治。要远离射线、注意居室装修污染，经常使用镇静药、抗肿瘤药、化学药物也可引起本病，不穿紧身内裤，为生育提供良好的环境。

2. 多吃富含维生素和高蛋白食品，多吃一些含锌的食物如海产品、芝麻、花生、苹果、香蕉、土豆、洋葱等，多吃助阳之品如洋葱、韭菜、韭菜子、核桃、羊肉、羊鞭、羊睾丸、狗鞭、驴鞭、鹿茸、海马等，多吃富含镁的食物如豆类、紫菜、燕麦等，减少油腻肥甘厚味和辛辣之品的摄入。

3. 食疗方：枸杞子、龙眼肉、菟丝子各 15 克，五味子 10 克，鸽蛋 4 枚，白糖适量。鸽蛋煮熟去壳，同枸杞子、龙眼肉、菟丝子、五味子共炖，加糖食用。3 天 1 次。

少精子症

少精子症是指精液中的精子数目低于正常的一种病症。世界卫生组织规定男性的精子每毫升不低于 2 000 万，如果低于 2 000 万就诊断为少精子症，生育方面就会有很大影响。多由精索静脉曲张、隐睾、生殖道感染、自身免疫性疾病、内分泌异常、放射损伤等所致。

本病属于中医学"精少""精清""精薄"范畴。因先天禀赋不足，或房劳太过伤肾精，或大病久病，气血两亏，肾精化源亏乏，导致肾精不足而发病（无精子症、死精子过多、精子畸形性等症，可以参照本病治疗）。

【处方】

肾、脾、心、肝、耳背肾、神门、盆腔、肾上腺、内生殖器、外生殖器。

【操作】

线香灸：取耳穴 4～5 个，每次取一侧耳穴，左右耳交替，将点燃的卫生香对准所选的耳穴，以患者感到温热且稍有灼痛为度，每穴施灸 2～3 分钟，隔天 1 次，10 次为 1 个疗程。

温和灸法：取耳穴 4～5 个，每次取一侧耳穴，左右耳交替，将点燃的艾条对准所选的耳穴，以患者感到温热为度，共计施灸 5 分钟，隔天 1 次，10 次为 1 个疗程。

耳压法：取耳穴 4～5 个，王不留行贴压，以直压或点压手法按揉，每次取一侧耳穴，按压 1～2 分钟，3～5 天换 1 次，左右耳交替，10 次为 1 个疗程。

耳穴毫针法：取耳穴 4～5 个，选用卧位进针。每次取一侧耳穴，左右耳交替，每穴直刺 3～5 毫米，留针 20～30 分钟，每天 1 次，10 次为 1 个疗程。

耳穴埋针法：取耳穴 3～4 个，每次取一侧耳穴，左右耳交替，每天自行按揉 3～5 次，留针 3～5 天。每次性生活前 5 分钟开始按压，按压 1～2 分钟。

熨耳法：选用附子、肉桂、山茱萸、杜仲、补骨脂、肉苁蓉、巴戟天、川楝子各 10 克，布包加热后在耳郭处温熨。每次温熨耳部 5 分钟，也可用此方温熨下腹部关元、次髎、会阴各 5 分钟。3 天 1 次，10 次为 1 个疗程。

【按语】

1. 患者要养成良好的作息习惯，戒烟戒酒、不熬夜，不在计算机、电视机前待太长时间。平时要穿裆部宽松的内裤和外裤，禁止热水盆浴或蒸汽浴，远离冶炼、锅炉等高温工作场所，以避免睾丸长期或经常处于温度较高的环境。

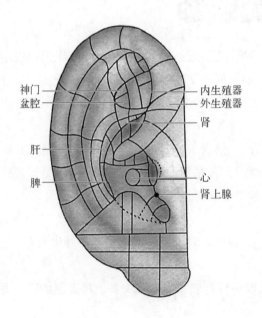

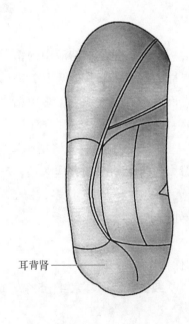

2. 预防和及时治疗各种危害男性生育能力的传染病，如流行性腮腺炎、性传播疾病等。

3. 精氨酸有利于精子的生成，含其的食物有大豆及其制品、山药、银杏、海参、墨鱼、章鱼、西瓜、南瓜。多食洋葱、韭菜、韭菜子、核桃、羊肉、羊鞭、羊睾丸、狗鞭、驴鞭、鹿茸、海马等助阳之品。壮阳汤：牛鞭，或羊鞭，或猪髓各适量，洗净，切成小块，加绿豆 5 粒，水适量，煮烂，加佐料，服食，半个月 1 次。

性欲减退

性欲减退是已婚成年男性对性生活的欲望不足或完全缺乏，持续至少 3 个月，并排除脑器质性疾病、躯体疾病、酒精或药物所致，也不是某种其他精神障碍的一种综合征。可分为完全性性欲减退和境遇性性欲减退，大多数完全性性欲减退者每个月仅性生活 1 次或不足 1 次，但在配偶要求性生活时可被动服从；境遇性性欲减退只是在某一特定环境，或某一特定性伴侣的情况下发生。

本病属于中医学"阴冷""阳痿"范畴。本病的产生与肾精亏虚、七情失调相关，如思虑伤脾、惊恐伤肾、郁怒伤肝。病位在肝、脾、肾，其病性有虚实两端，实则肝郁气滞，虚则脾肾阳虚。

【处方】

肾、脾、心、肝、盆腔、肾上腺、内生殖器、外生殖器、缘中、内分泌。

【操作】

温和灸法：取耳穴 4～5 个，每次取一侧耳穴，左右耳交替，将点燃的艾条对准所选的耳穴，以患者感到温热为度，共计施灸 5～10 分钟，隔天 1 次，10 次为 1 个疗程。

线香灸：取耳穴 4～5 个，每次取一侧耳穴，左右耳交替，将点燃的卫生香对准所选的耳穴，以患者感到温热且稍有灼痛为度，每穴施灸 2～3 分钟，隔天 1 次，10 次为 1 个疗程。

耳压法：取耳穴 4～5 个，王不留行贴压，以直压或点压手法按揉，每次取一侧耳穴，按压 1～2 分钟，每天按压 3～5 次，左右耳交替，10 次为 1 个疗程。

耳穴埋针法：取耳穴 3～4 穴，每次取一侧耳穴，左右耳交替，每天自行

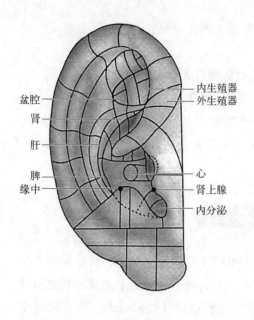

盆腔
肾
肝
脾
缘中
内生殖器
外生殖器
心
肾上腺
内分泌

按揉3～5次，留针3～5天。每次性生活前5分钟开始按压，按压1～2分钟。

耳穴毫针法：取耳穴4～5个，选用卧位进针。每次取一侧耳穴，左右耳交替，每穴直刺3～5毫米，留针20～30分钟，每天1次，10次为1个疗程。

熨耳法：选用附子、肉桂、山茱萸、肉苁蓉、巴戟天、杜仲、补骨脂、川楝子各10克，布包加热后在耳郭处温熨。温度要适中，切勿烫伤耳部。每次温熨耳部5分钟，也可用此方温熨下腹部关元、次髎、会阴各5分钟。3天1次，10次为1个疗程。

【按语】

1. 中、老年人有性欲减退的现象，要正确认识和理解这种生理变化。对性欲减退的患者，在治疗前了解病史，详细地询问患者和其配偶的性生活情况，结合夫妻双方病史中所出现的矛盾情况加以分析、治疗。

2. 本病是由多方面引起的，如夫妻间存在一些矛盾、配偶缺乏吸引力、房事过度而致劳伤、工作压力过大、身体过于劳累、情绪紧张、思虑过度；或因有身体某一器质性疾病等。

3. 适当食用洋葱、韭菜、韭菜子、核桃、羊肉、羊鞭、狗鞭、驴鞭、鹿茸、海马等助阳之品。牡蛎黑豆汤：牡蛎肉500克，洗净浸泡，黑大豆100克，豆油适量锅烧热，加葱、姜末，煸香，入牡蛎肉翻炒片刻，加黑豆及清水，大火煮沸，改中火焖煮30分钟，待肉和豆熟烂加酱油、味精、精盐拌匀，再加入葱花熘匀即成。本品适用于脾肾阳虚型性欲减退。

性欲亢进

性欲亢进，又称性欲过盛或性欲过旺，是指性兴奋出现过多、过快、过剧而超过正常状态，出现频繁的性兴奋现象，对性行为迫切要求、性交频度增加、性交时间延长。多发生于青春期或成年初期，男女均可发生。原因主要是性中枢兴奋过程增强，但大多数属生理性改变，或对性知识认识不足，其次为内分泌不足。此外，躁狂症、精神病，或某些慢性疾病，精神因素，如反复看色情小说或电影、热恋，受性刺激过多也可导致性欲亢进。

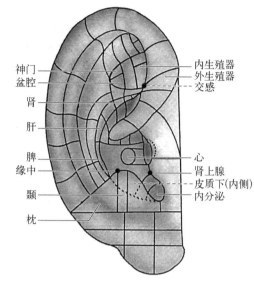

本病属于中医学"阳事易举""花癫""花痴"范畴。多因色欲过度，七情内伤，心肾虚损，相火妄动而发病。

【处方】

肾、脾、心、肝、缘中、枕、颞、神门、交感、皮质下、内分泌、盆腔、肾上腺、内生殖器、外生殖器。

【操作】

耳穴放血法：① 取双侧耳尖，常规消毒，一次性采血针点刺，挤出血液5～10滴，用干棉球稍加压迫即可，2～3天1次。② 取耳穴3～4个，局部常规消毒，用一次性采血针轻轻点刺，使之轻微点状出血，然后用消毒脱脂棉按揉。

耳穴毫针法：取耳穴4～5个，选用卧位进针。每次取一侧耳穴，左右耳交替，每穴直刺3～5毫米，留针20～30分钟，每天1次，10次为1个疗程。

耳压法：取耳穴4～5个，王不留行贴压，以直压或点压手法按揉，每次取一侧耳穴，按压1～2分钟，3～5天换1次，左右耳交替，10次为1个疗程。

耳穴埋针法：取耳穴3～4个，每次取一侧耳穴，左右耳交替，每天自行按揉3～5次，留针3～5天。每次性生活前5分钟开始按压，按压1～2分钟。

【按语】

1. 首先要治疗性欲亢进的原发病，如性腺肿瘤等。

2. 患者要做到生活有规律，适度运动，合理安排起居时间，睡前不饮咖啡，不看色情影像。

3. 清心饮：莲子、丝瓜络、桑叶、麦冬、赤芍各6克，以上诸药，冲茶饮，每天1剂。

阴茎异常勃起

阴茎异常勃起是指与性欲无关的阴茎持续勃起状态。本病是一种在无性欲或性刺激情况下，阴茎海绵体长时间勃起，久举不衰，伴有疼痛或在企图性交时产生疼痛，能持续数小时、数天乃至逾月，具有起病急，易留永久性阳痿后遗症等特点。

本病属于中医学"阳强""强中"范畴。由情志不舒，肝郁化火，火灼宗筋，致使筋体拘急，或湿热闭阻宗筋脉道，脉络郁阻，而致茎体强硬不衰，或因房事过度，精液久泄，耗损真阴，阴虚阳亢而致茎体脉络瘀阻而坚硬不倒。

【处方】

（1）心、肝、枕、神门、盆腔、肾上腺、外生殖器。

（2）耳背心、耳背肝、缘中、交感、皮质下、内生殖器。

【操作】

耳穴放血法：两组穴位交替使用，每次取 3～4 穴，常规消毒，用一次性采血针轻轻点刺，使之轻微点状出血，然后用消毒脱脂棉按揉。

耳穴毫针法：两组穴位交替使用，选用卧位进针。每次取一侧耳穴，左右耳交替，每穴直刺 3～5 毫米，留针 20～30 分钟，每天 1 次，10 次为 1 个疗程。

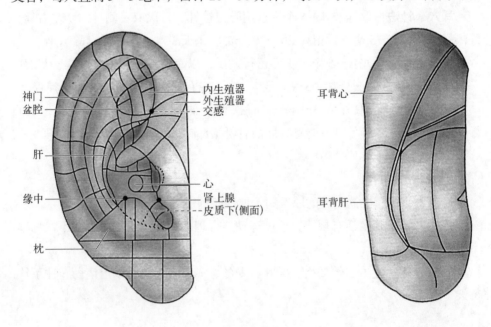

耳压法： 两组穴位交替使用，王不留行贴压，以直压或点压手法按揉，每次取一侧耳穴，按压 1～2 分钟，3～5 天换 1 次，左右耳交替，10 次为 1 个疗程。

耳穴埋针法： 两组穴位交替使用，取耳穴 3～4 个，左右耳交替，每天自行按揉 3～5 次，留针 3～5 天。每次性生活前 5 分钟开始按压，按压 1～2 分钟。

【按语】

1. 男性性欲亢进，纵欲日久会影响身体健康，出现性功能障碍如阳痿、遗精、早泄等；且男性性欲亢进还会引起女性的厌恶，造成夫妻性生活不和谐，影响夫妻感情。除器质性病变引起外，多数都由精神心理因素引起，宜及早进行心理治疗，正确对待性生活。

2. 形成良好的性生活习惯，避免强烈的性刺激，控制不良情绪。

3. 芹菜粥：芹菜（连根）120 克，食盐、味精各适量。将芹菜连根洗净，切成段，与粳米同放入锅内，加水适量。先用武火烧开，再用文火煎熬成粥，然后加味精、食盐调味。

性感觉障碍

性感觉障碍是指在意识清晰的情况下，患者对性刺激不能感知。病因可分为体因性（躯体疾病、饮酒过度、疲劳、抑制性药物的服用、性器官的慢性炎症等）和精神性因素。绝大多数为精神性的。主要症状：男方对女方无兴趣，男性阴茎不能勃起或不能维持勃起时间到插入阴道（勃起障碍）。

本病属于中医学"阴冷"范畴。多因肝气郁结、肾阳亏虚、心肾不交，引起心、肝、肾、肺、脾功能失调而发病。

【处方】

心、肝、肾、肺、脾、肾上腺、神门、缘中、内生殖器、外生殖器。

【操作】

温和灸法： 取耳穴 4～5 个，每次取一侧耳穴，左右耳交替，将点燃的艾条对准所选的耳穴，以患者感到温热为度，共计施灸 5～10 分钟，隔天 1 次，10 次为 1 个疗程。

线香灸： 取耳穴 4～5 个，每次取一侧耳穴，左右耳交替，将点燃的卫生香对准所选的耳穴，以患者感到温热而稍有灼痛为度，每穴施灸 2～3 分钟，隔天 1 次，10 次为 1 个疗程。

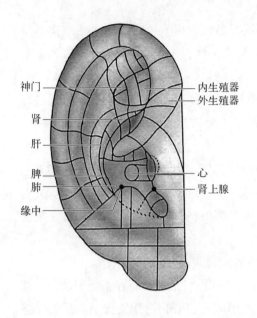

神门
内生殖器
外生殖器
肾
肝
脾
肺
心
肾上腺
缘中

耳压法： 取耳穴 4～5 个，王不留行贴压，以直压或点压手法按揉，每次取一侧耳穴，按压 1～2 分钟，每天按压 3～5 次，左右耳交替，10 次为 1 个疗程。

耳穴埋针法： 取耳穴 3～4 个，每次取一侧耳穴，左右耳交替，每天自行按揉 3～5 次，留针 3～5 天。每次性生活前 5 分钟开始按压，按压 1～2 分钟。

熨耳法： 选用附子、肉桂、山茱萸、肉苁蓉、巴戟天、杜仲、补骨脂、地骨皮各 10 克，布包加热后在耳郭处温熨。每次温熨耳部 5 分钟，也可用此方温熨膻中、神阙、关元、手心、足心等部位，每次 10 分钟。3～5 天 1 次，30 天为 1 个疗程。

【按语】

1. 男、女均可发生性感觉障碍，仔细了解患者的心理状态，真正明确患者潜意识障碍症结所在，并针对性采取相应的心理治疗，增加患者对性功能康复的信心。

2. 饮食上适当食用脂肪，血中的游离脂肪酸比正常减少，均会引起性欲低下；多食含蛋白质的食物，如禽、蛋、肉类以及豆类。药膳可调整性功能和性感觉，如羊肉、狗肉、杜仲、韭菜、肉桂、鹿茸、海马、海狗肾等适合于肾阳虚型；枸杞子、山茱萸、桑椹、熟地黄、生地黄、麦冬、五味子适合肾阴虚型；党参、红参、黄芪、桂圆、大枣适合于脾虚气血不足型。

逆行射精

逆行射精是指在性交达到高潮时，虽有射精动作，但精液不从尿道口向前射出尿道外，却逆向流入膀胱中，是男性不育的原因之一。

本病属于中医学"流而不射"范畴。多为湿浊侵袭，蕴蓄为热，湿热下注，或外伤或术后瘀血阻滞精窍，以致射精不循常道，逆入膀胱而发病。

【处方】

　　心、肾、膀胱、神门、缘中、内生殖器、外生殖器。

【操作】

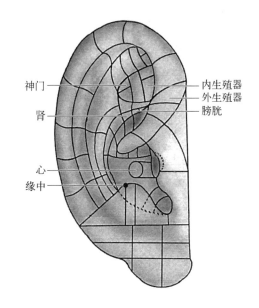

　　灸耳法：取耳穴 4～5 个，每次取一侧耳穴，左右耳交替，将点燃的艾条对准所选的耳穴，以患者感到温热、舒适为度，共计施灸 5～10 分钟，隔天 1 次，10 次为 1 个疗程。

　　耳压法：取耳穴 4～5 个，王不留行贴压，以直压或点压手法按揉，每次取一侧耳穴，按压 1～2 分钟，每天按压 3～5 次，左右耳交替，10 次为 1 个疗程。

　　耳穴埋针法：取耳穴 3～4 个，每次取一侧耳穴，左右耳交替，每天自行按揉 3～5 次，留针 3～5 天。每次性生活前 5 分钟开始按压，按压 1～2 分钟。

　　耳穴毫针法：取耳穴 4～5 个，选用卧位进针。每次取一侧耳穴，左右耳交替，每穴直刺 3～5 毫米，留针 20～30 分钟，每天 1 次，10 次为 1 个疗程。

【按语】

　　1. 需要男女双方配合与理解，重建射精条件反射，消除患者的焦虑、烦躁和自卑心理。

　　2. 对于希望生育的患者，应给予收集精液行人工授精，成功率较高。

　　3. 按摩疗法：能调理肾与膀胱，以达到治疗逆行射精之目的。先以脐为中心，双手重叠，手心（劳宫）相重，对准脐，顺时针，由小到大转圈揉 36 次，逆时针由大到小揉 36 次，转圈最大时，上到剑突下，下到曲骨。用同样的手法对准中极穴各揉 36 次，转圈最大时，上到脐，下到曲骨。用力要轻柔缓和。

不射精症

　　不射精症是指阴茎虽然能正常勃起和性交，但达不到性快感和性高潮，在阴道内不能射出精液；或在阴茎拔出阴道后，采用其他刺激的情况下可射出精液。两者统称为不射精症。主要见于青壮年，分为功能性不射精、器质性不射精两种。

本病属于中医学"能交接而不能泄"范畴。多为肾精亏损，或阴虚火旺，或脾虚精亏，精窍不通，以致精液不能射出体外而发病。

【处方】

心、肝、肾、脾、胃、神门、缘中、内生殖器、外生殖器和耳尖。

【操作】

灸耳法： 取耳穴 4～5 个，每次取一侧耳穴，左右耳交替，将点燃的艾条对准所选的耳穴，以患者感到温热为度，共计施灸 5～10 分钟，隔天 1 次，10 次为 1 个疗程。

耳穴毫针法： 取耳穴 4～5 个，每次取一侧耳穴，左右耳交替，采用卧位进针。每穴直刺 3～5 毫米，留针 20～30 分钟，每天 1 次。亦可接电针，疏密波，小电流。

耳压法： 取耳穴 4～5 个，王不留行贴压，以直压或点压手法按揉，每次取一侧耳穴，按压 1～2 分钟，每天按压 3～5 次，左右耳交替，10 次为 1 个疗程。

耳穴埋针法： 取耳穴 3～4 个，每次取一侧耳穴，左右耳交替，每天自行按揉 3～5 次，留针 3～5 天。每次性生活前 5 分钟开始按压，按压 1～2 分钟。

【按语】

1. 继发性不射精症大多是由精神心理因素导致，只要消除患者的心理阴影就可治愈。原发性不射精症多考虑器质性，预后多较差。

2. 调节情志，避免不良精神刺激，保持乐观情绪，防止性生活时精神过度紧张。阴茎包皮过长者，应尽早手术。

3. 吴茱萸 200 克、青盐 250 克，白酒适量，炒热，趁热熨脐部、下腹部至阴囊、会阴部位，每次 30 分钟，每天 1～2 次，连续 7 天。

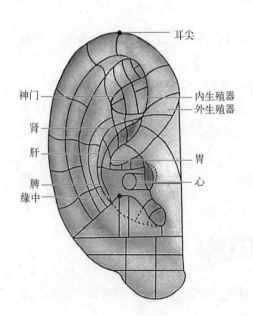

耳尖
神门
内生殖器
外生殖器
肾
肝
脾
缘中
胃
心

阳　缩

阳缩，又称阴缩，或称缩阳，是一种突然起病，阴茎或阴囊内缩抽搐，伴有小腹拘急，剧烈疼痛为特征的一种疾病。多见于小儿，或成人房事后饮冷、洗澡。主要表现为起病突然，来势凶猛，少腹拘急疼痛，阴茎内缩，阴囊上缩抽动，睾丸上提，两股近阴侧肌肉挛急作痛，伴排尿困难，四肢厥冷，面色苍白，汗出身冷，烦躁不安。患者因恐惧不安而常以手抓阴茎、阴囊。

本病属于中医学"阴缩""阳缩"范畴。多由寒滞肝脉，筋脉失荣，或气滞血瘀致筋脉不利，或湿热蕴结宗筋而发病。

【处方】

心、肝、肾、胃、神门、缘中、内生殖器、外生殖器。

【操作】

线香灸： 取耳穴 4～5 个，每次取一侧耳穴，左右耳交替，将点燃的卫生香对准所选的耳穴，以患者感到温热且稍有灼痛为度，每穴施灸 2～3 分钟，隔天 1 次，10 次为 1 个疗程。

耳穴毫针法： 取耳穴 3～4 个，每次取一侧耳穴，左右耳交替，采用卧位进针。每穴直刺 3～5 毫米，留针 20～30 分钟。亦可接电针，疏密波，小电流。

耳穴埋针法： 取耳穴 3～4 个，每次取一侧耳穴，左右耳交替，每天自行按揉 3～5 次，留针 3～5 天。用于治疗和预防，每次性生活前 5 分钟开始按压，按压 1～2 分钟。

耳压法： 取耳穴 4～5 个，王不留行贴压，以直压或点压手法按揉，每次取一侧耳穴，按压 1～2 分钟，每天按压 3～5 次，3～5 天换 1 次，左右耳交替，10 次为 1 个疗程。用于治疗和预防，每次性生活前 5 分钟开始按压，按压 1～2 分钟。

熨耳法： 选用附子、肉桂、肉苁蓉、巴戟天、杜仲、川楝子、小茴香各 10 克，布包加热后在耳郭处温熨。每

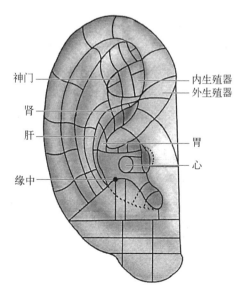

次温熨耳部 5 分钟，也可用此方温熨关元、曲骨，每次 10 分钟。3~5 天 1 次，30 天为 1 个疗程。

【按语】

1. 同房后不宜饮冷、冷水沐浴、当风，以免受寒而诱发。

2. 发病后宜平卧休息，全身保暖，勿食生冷瓜果。病愈后 1 个月内当禁性生活，之后当节制性生活。

3. 坐浴法：小茴香 60 克，地骨皮 30 克，金银花、川楝子、生姜各 20 克。上药水煎后置于便盆内，坐浴，并以其蒸气熏阴部。

急、慢性前列腺炎

急、慢性前列腺炎是成年男性的常见病，是以会阴部坠胀或疼痛、尿频、尿急、尿后滴白或滴尿，或兼有阳痿、遗精、早泄等症的一种疾病。慢性前列腺炎包括细菌性和无菌性两大类，由于腺体长期充血，腺小管阻塞和腺体功能低下等因素，其发病率远较急性前列腺炎高，病前可有急性期，但大多数无急性症状。

本病属于中医学"淋证""白浊""白淫""腰痛"等范畴。多由外感热毒、湿热秽浊之邪，下注膀胱；或因嗜食肥甘厚腻、辛辣之品，脾胃受损，运化失常，积湿生热下注膀胱；或情志不调，肝失疏泄；或因房事不节伤肾而发病。有虚、实之分，病位在精室（精宫、精房），常累及肾、膀胱、肝、脾、胃等脏腑。

【处方】

主穴：肺、膀胱、肾、盆腔、尿道、外生殖器。

配穴：腹肌无力者，加腹；精神紧张者，加皮质下。

【操作】

耳压法：取主穴 3~5 个，并随症选取配穴，用王不留行贴压，以直压或点压手法按揉，每次取一侧耳穴，3~5 天换 1 次，左右耳交替，10 次为 1 个疗程。

耳穴毫针法：取主穴 3~5 个，并随症选取配穴，采用坐位进针，初诊者精神紧张惧痛、怕针或病重体弱者，可选用卧位进针。每次取一侧耳穴，左右耳交替，每穴直刺 3~5 毫米，留针 20~30 分钟。亦可接电针，疏密波，小电流。

耳穴埋针法：取主穴 3~4 个，并随症选取配穴，每次取一侧耳穴，左右耳交替，每天自行按揉 3~5 次，留针 3~5 天。

耳穴放血法：取双侧耳尖，常规消毒，一次性采血针点刺，挤出血液5～10滴，常规消毒后用干棉球稍加压迫即可，3～4天1次。

熨耳法：选用车前草、龙胆草、萹蓄、桂枝、乳香、没药、浙贝母、川楝子各10克，布包加热后在耳郭处温熨。每次温熨10分钟，也可接着温熨下腹部的关元、腰骶部的次髎各10分钟。3天1次，10次为1个疗程。

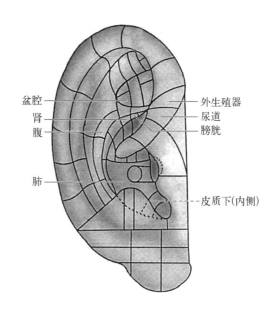

盆腔
肾
腹
外生殖器
尿道
膀胱
肺
皮质下(内侧)

【医案1】

张某，男，64岁，2020年9月27日初诊。小便淋漓2年余。曾多次于泌尿外科、中医科等科就诊，诊断为前列腺炎、前列腺增生症，予中西药内服、外洗，时轻时重。刻诊：形体适中，面色少华，神疲乏力，尿频，小便淋漓，尿后滴白，尿急、尿痛不明显，纳一般，眠可。舌淡紫暗，苔薄白，脉细弱。辅助检查：2020年9月12日超声示前列腺增大，4.8厘米×3.5厘米×3.2厘米，形态饱满，实质内回声均匀，集合系统无分离，提示前列腺增生并钙化。诊断为白浊，证属脾胃虚弱、肝肾亏虚证，治以健脾益气、补肝益肾。

治疗：①耳穴，取脾胃、肾、肝、心、膀胱、外生殖器、内生殖器，每次选择2个穴位，交替使用，应用0.5寸针灸针针刺，接电针，疏密波，留针20分钟。②针刺，取健脾益肾四穴、隐白、大敦。操作：中脘、关元、太白、太溪施捻转补法，隐白、大敦刺入0.1寸，留针20分钟。每周3次。2020年10月10日二诊：纳谷增加，体力、精神转好，小便淋漓改善明显，眠可。舌胖大，苔薄白，脉细。耳穴、针刺治疗如上。2020年10月27日三诊：经过治疗，患者小便排出正常，其他症状也消失。

【医案2】

丛某，男，48岁，2021年7月28日初诊。尿频、尿痛、尿后余沥2月余，曾在他院诊断为前列腺炎，中西药物治疗乏效，且逐渐加重。刻诊：形体适中，神志清，精神可，纳可，睡眠浅，易醒，每晚醒2～3次，尿频，尿意不尽，尿量少，尿道口疼痛不甚，饮水少时疼痛加重，白天1小时即去厕所1次，影响工作；夜尿 3～4 次，大便每天 1 次。舌淡紫暗，苔薄白，脉细。诊断为淋证，证属肾虚胞寒，治以温肾固涩。

治疗：①耳穴，取外生殖器、肾、膀胱、神门、肺、脾，每次选择 2 个穴位，交替使用，应用 0.5 寸针灸针针刺，接电针，疏密波，留针 20 分钟。每周 3 次。②针刺，取百会、二便通调五穴、三阴交。操作：百会施以捻转补法，温溜、支沟、承山施捻转泻法，列缺针感以向拇指、食指放散为度，太溪以针感以向足内侧、足底放散为度。三阴交施以捻转补法。每周 3 次。2021 年 7 月 29 日二诊：昨夜 1 次小便，眠可，精神好。2021 年 8 月 25 日三诊：尿频次数明显减轻，可以 2 小时 1 次，开会期间能够坚持 2 小时不去厕所，尿后余沥感减轻，舌淡红，苔薄白，脉细。2021 年 9 月 8 日四诊：经过耳穴、针刺治疗，患者尿频、尿痛、尿后余沥消失，纳眠好，精神好。

【医案 3】

刘某，男，36 岁，2021 年 11 月 19 日初诊。尿频、尿急半年余，曾经西医院诊断为前列腺炎，应用中西药物治疗，症状减轻但一直未愈。刻诊：形体偏胖，精神可，口苦，尿频、尿急，每次尿量不多，夜间尤甚，小便时尿道口隐隐涩痛，小腹、会阴部轻度坠胀感，纳眠尚可，大便每天 1 次。舌淡胖，边有齿痕，苔白腻，脉弦细。诊断为淋证，证属中气下陷、肾阳虚衰，治以升提中气、温肾固摄、通利开窍。

治疗：①耳穴，取脾、胃、肾、膀胱、外生殖器、内生殖器，应用 0.5 寸针灸针针刺，每次选择 2 个穴位，交替使用，接电针，疏密波，留针 20 分钟。每周 2 次。②针刺，取百会、中脘、天枢、章门、气海、二便通调五穴。操作：百会、章门、气海、列缺、太溪施以捻转补法，温溜、支沟、中脘、天枢、承山施以提插泻法，腹部不留针，余穴留针 20 分钟。每周 2 次。治疗 4 周后，口苦、尿频、尿急明显改善。又治疗 6 周，尿频、尿急症状消失。

【按语】

1. 医生要消除患者的顾虑和对本病的误解，使患者减轻精神负担，生活有规律。应适当锻炼身体，不宜久坐、长期骑自行车、骑马、开车等，并要戒酒、戒烟，多饮水。有规律的性生活有助于治疗。饮食宜清淡富于营养，忌肥厚辛辣之品。

2. 温开水坐浴：龙胆草、车前草、地骨皮、苦参、菊花各 30 克，水煎后放至水温 40～42℃，坐浴，每次 30 分钟，有助于缓解症状，每天 1 次。

3. 独头蒜 1 个，栀子 3 枚，盐少许，捣烂，摊纸上，贴脐。

前列腺增生

前列腺增生，俗称"前列腺肥大"，是以前列腺中叶增生为实质改变而引起的一组以尿频、尿急、排尿困难、尿失禁、血尿、急性尿潴留为主要临床表现的证候，是中老年男性的常见病。

本病属于中医学"淋证""癃闭"范畴。多由下焦湿热，膀胱泌别失职；肾阴亏虚，阴虚内热，热移膀胱，清浊不分；脾虚下陷，精微下渗；肾阳不足，失于固摄所致。病位在下焦，主要涉及肾、膀胱、脾等脏腑。

【处方】

主穴：尿道、膀胱、肾、缘中、皮质下。

配穴：夜间尿频严重者，加内分泌；伴乏力，面色㿠白者，加脾；伴小便灼热、短赤而痛者，加三焦、肝。

【操作】

耳压法：取所有主穴，随症选配穴 1～2 个，用王不留行贴压，以直压或点压手法按揉，每次取一侧耳穴，2～3 天换 1 次，左右耳交替，5 次为 1 个疗程。

耳穴毫针法：取主穴 3～4 个，并随症选取配穴，采用坐位进针，初诊者精神紧张惧痛、怕针或病重体弱者，可选用卧位进针。每穴直刺 3～5 毫米，留针20～30 分钟。亦可接电针，疏密波，小电流。

耳穴埋针法：取主穴 3～4 个，随症选配穴 1～2 个，每次取一侧耳穴，左右耳交替，每天自行按揉 3～5 次，留针 3～5 天。

【医案】

杨某，男，45 岁，2020 年 6 月 12日初诊。排尿不畅、尿等待 3 年余。3年来尿等待，小便时需等待 5～6 分钟方能排出，排出不畅，尿线细，且有尿意未尽感，曾在他院诊断为前列腺增生，经中西药物、针灸治疗乏效。刻诊：形体偏瘦，神疲气短，面色晦暗，排尿时尿等待，尿频，有尿意未

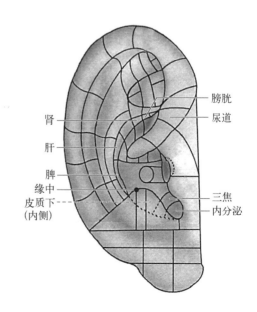

尽感，无尿痛，阴囊潮湿，会阴部无湿疹、无瘙痒，下肢发凉，纳呆眠可，大便干，1~2天1次。舌淡红，苔薄白，脉细。诊断为癃闭，证属肺脾肾气虚，治以补肺健脾、温肾利尿。

治疗：①耳穴，取神门、肺、脾、肾、胃、肺、膀胱、外生殖器、内生殖器、直肠，两耳交替使用，王不留行贴压，每天饭后、睡前各按压1次，5天换1次。②针刺，取百会、印堂、内关、列缺、中脘、天枢、章门、气海、中极、公孙、太溪、肺俞、脾俞、肾俞、膀胱俞。操作：百会、列缺、中脘、天枢、章门、气海、公孙、太溪施以捻转补法，印堂、中极施以捻转泻法，内关得气为度，肺俞、脾俞、肾俞、膀胱俞施以捻转补法，中脘、天枢、章门、气海、肺俞均不留针，余穴留针20分钟。每周治疗2~3次。2021年9月27日二诊：经过耳穴贴压、针刺治疗患者尿等待能时间缩短，2~3分钟能够排出小便，且排出感畅通。服中药巩固疗效，太子参、炒白术各30克，茯苓12克，炙甘草9克，7剂，水煎服，每天1剂。蛤蚧4对，研末，每晚1勺，温开水吞服。

【按语】

1. 患者要形成良好的作息习惯，戒除烟酒，忌食辛辣肥甘厚味，忌过度劳累。避免久坐，少骑自行，适度节制性生活。

2. 药浴疗法：益母草、黄柏、当归、红花各20克，大黄25克，金银花30克，车前子30克，桂枝10克，麻黄5克，水煎浓药液为1 000毫升，然后加30毫升腐植酸，混匀，放入盛有1 000升水（30~40℃）的浴盆中，全身沐浴，每次30分钟。在沐浴过程中，用手从脐至耻骨联合处轻轻按揉，当有尿意时即在盆内小便，不必出盆小便，以免失去时机。

3. 温熨法：食盐250克，炒热或微波炉内加热，布包，熨耳部、脐、下腹部，等冷后再炒、再熨，热熨约20分钟，每天或隔天1次，10次为1个疗程。

急、慢性睾丸炎，附睾炎

急、慢性睾丸炎，附睾炎是指睾丸及附睾的感染性疾病，常并发于菌血症或流行性腮腺炎，亦可因尿道、前列腺、膀胱等邻近器官感染，经输精管蔓延所致。急性发病，可见睾丸或附睾红肿热痛，并伴有全身热证表现；急性病症经久不愈易演化为慢性疾病。或并发于慢性前列腺炎、慢性精囊炎，仅表现为睾丸或附睾的硬结，微痛或微胀，轻度触痛等。

本病属于中医学"子痈"范畴。多由外感湿热疫毒，或肝胆湿热，下注阴囊而发病。

【处方】

外生殖器、内生殖器、神门、盆腔、肝、胃、心、耳尖。

【操作】

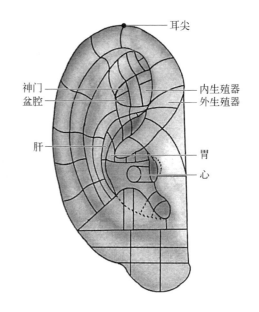

耳穴放血法：①取双侧耳尖，常规消毒，一次性采血针点刺，挤出血液 5～10 滴，用干棉球稍加压迫，2～3 天 1 次。②取耳穴 2～3 个，进行点刺，挤出血液 10～20 滴，用干棉球稍加压迫。每次取一侧耳穴，双耳交替，急性期每天 1 次。

耳穴毫针法：取耳穴 4～5 个，每次取一侧耳穴，左右耳交替，采用卧位进针。每穴直刺 3～5 毫米，留针 20～30 分钟，每天 1 次。亦可接电针，疏密波，小电流。

耳穴埋针法：取耳穴 3～4 个，每次取一侧耳穴，左右耳交替，每天自行按揉数次，留针 3～5 天。

耳压法：取耳穴 4～5 个，用王不留行贴压，多用对压或直压强刺激手法。每次取一侧耳穴，2～3 天换 1 次，左右耳交替，10 次为 1 个疗程。

【按语】

1. 经治疗，耳郭发热充血后，多数患者疼痛立即减轻，并有阴囊上提感。患者饮食宜清淡，忌烟禁酒、油腻，多平卧，禁止行走。肿痛重者用提睾带抬高阴囊。

2. 外生殖器部位有炎性疾病者，应及时治疗。未成脓者，可用金黄散或玉露散水调匀，冷敷局部。或用仙人掌（去刺），捣烂敷肿痛处。肿块日久，治疗无效，应及早考虑手术治疗。

3. 病灶有波动感，穿刺有脓者，应及时切开排脓引流，外科就诊。

4. 清热解毒剂：葱白、当归、橘核、延胡索、金铃子、虎杖、金银花各 30 克，水煎汤坐浴。

第四节 儿科

小儿呕吐

小儿呕吐是儿科常见症状之一，若护理不当或有呕吐物被吸入，可继发呼吸道感染。反复呕吐易导致水、电解质代谢紊乱，严重者可危及生命。长期呕吐者，可影响营养的吸收，导致小儿营养不良和生长发育障碍。

本病多因乳食过多，停滞胃脘，胃气上逆，亦可因感触惊秽、蛔虫内扰和痰饮壅盛而发病。

如果因喂养不当、吸入空气过多，或喂乳过多，出现乳后有少量乳汁倒流至口腔，从口涌溢出，称为"溢乳"，为正常现象，不属于病态。

【处方】

主穴：胃、脾、小肠、大肠、口。

配穴：受风寒引起者，加肺；惊吓引起者，加肝、肾；大便时干时稀者，加三焦。

【操作】

耳压法：取主穴，随症选取配穴，用王不留行或莱菔子贴压，以点压法按压，每次取一侧耳穴。2～3天换1次，左右耳交替。

耳穴毫针法：取主穴，随症选取配穴，每次取一侧耳穴，左右耳交替。每穴点刺，速刺速出，不留针。每天1次。

【按语】

1. 对呕吐患儿应节制乳食，呕吐频繁者，应予禁食；待病情缓解后，再酌增饮食量。

2. 呕吐时将患儿头部置于侧位，避免呕吐物吸入气管。反复呕吐，导致水、电解质

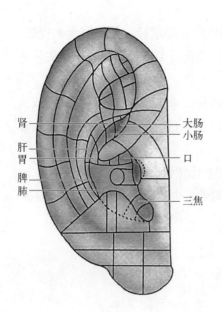

肾
肝
胃
脾
肺
大肠
小肠
口
三焦

代谢紊乱者，应及时给予静脉补液。

3. 食疗方：粳米 50 克，砂仁 2 克，精盐少许，将砂仁研磨后用布包扎，先煮粳米，沸后再放入砂仁，待粥烂后去砂仁，食粥每天 1～2 次。

小儿消化不良

小儿消化不良是儿科常见的一种临床证候，是由小儿内伤乳食或外感病邪导致的胃动力障碍所引起的疾病，也包括胃蠕动不好的胃轻瘫综合征和食管反流性疾病。本病以断断续续地有上腹部不适或疼痛、饱胀、烧心（反酸）、嗳气为主要症状，常因胸闷、饱感、腹胀等不适而不愿进食或尽量少进食，伴失眠、多梦。

本病属于中医学"积滞"等范畴。多由小儿饮食失宜（饮食不节、饮食不洁、饮食生冷），内伤乳食，脾胃运化失司，停聚不化，脾失健运而发病。

【处方】

主穴：胃、脾、小肠、大肠、胰胆。

配穴：大便时干时稀者，加三焦；由精神因素而致者，加交感。

【操作】

耳压法：取所有主穴，随症选取配穴，用王不留行或莱菔子贴压，以点压法按压，每次取一侧耳穴。2～3 天换 1 次，左右耳交替，10 次为 1 个疗程。

耳穴毫针法：取主穴，随症选取配穴，每次取一侧耳穴，左右耳交替。每穴点刺，疾刺疾出，不留针。每天 1 次。

【医案】

患儿李某，男，7 岁，2019 年 7 月 16 日初诊。食欲不佳、纳谷不香 3 个月。患儿足月生产，自出生起即饮食不佳，纳谷不香，体重已 1 年未增加，未经系统诊疗。刻诊：现体重 20 千克，形体瘦，神志清，精神可，食欲不佳，纳谷少，易食积化火，睡眠可，入睡时间较晚，精神易亢奋，二便尚调。舌淡红、布红点，苔薄白，脉细。有扁桃体炎病史。诊断为疳证，证属脾胃

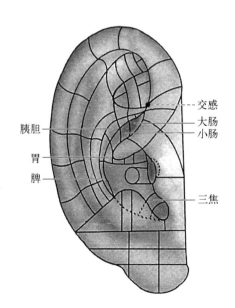

气虚，治以健脾益气、消食导滞。

治疗：①耳穴，取脾、胃、神门、交感、大肠、小肠，两耳王不留行贴压，每天饭后、睡前各按压1次，每周1次。②刺血，取四缝，双手第1、2、4指刺血。2019年7月19日二诊：患儿食欲、食量增加明显，耳穴治疗方案不变，第3、5指四逢刺血。2019年7月21日三诊：患儿食欲较前变好，耳穴如上，第1、2、4指四逢刺血。2019年7月23日四诊：患儿食欲正常，纳谷馨，睡眠好，体重增加。今日耳穴贴压治疗1次，以巩固疗效。

【按语】

1. 预防本病应当灵活调节饮食，乳食应当定时定量，不宜过饥过饱，不宜过食生冷、油腻、煎炸之品。小儿要加强身体锻炼，多进行户外活动，多晒太阳，以增强体质。

2. 砂仁粥：先用粳米100克煮粥，砂仁（研末）5克，放入粥中，再稍煮即可食用。本方具有暖脾胃、消积滞、散热止呕之效。

小儿营养不良

小儿营养不良是由于小儿长期摄食不足、双胎及早产儿不注意科学喂养，引起的慢性消耗性疾病。主要表现为体重不增或减轻，皮下脂肪逐渐消失，一般顺序为腹、胸背、腰部、双上下肢、面颊部。重者肌肉萎缩，运动功能发育迟缓，智力低下，免疫力差，易患消化不良及各种感染。

本病属于中医学"疳积"等范畴。多因饮食不节，乳食喂养不当，损伤脾胃，运化失职，营养不足；或正气亏虚，复感病邪，经久不愈，损伤脾胃而发病。

【处方】

脾、胃、肝、肾、大肠、小肠、胰胆。

【操作】

耳压法： 上述耳穴交替使用，每次取4～5个，用王不留行或莱菔子贴压，以点压法按压，每次取一侧耳穴。2～3天换1次，左右耳交替，10次为1个疗程。

耳穴毫针法： 上述耳穴交替使用，每次取4～5个，每次取一侧耳穴，左右耳交替。每穴点刺，疾刺疾出，不留针。每天1次。

【医案】

渠某，男，10岁，2022年1月26日初诊。奶奶代诉，纳少、口臭半年余。刻诊：形体偏瘦，四肢细小，肚腹略显突出，精神可，面色少华，头发少泽，纳少，口臭，咽干，干咳，无痰，大便 1～2 次，眠可。舌布红点，苔薄白，脉细。诊断为疳积，证属脾胃虚弱，治以健脾益气。

治疗：①耳穴，取肺、脾、胃、肾、大肠和小肠，双耳王不留行贴压，每天饭后、睡前各按压 1 次，5 天换 1 次，2 次贴压之间间隔 2 天。②针刺，六腑俞穴，施以疾刺疾出，不留针。每周治疗 1 次。经过 1 次治疗，其奶奶讲晚饭即胃口大开，饭量明显增多。耳穴贴压、针刺治疗 6 次，患儿面色有华、毛发有泽、纳谷馨、口臭除，且体重增。

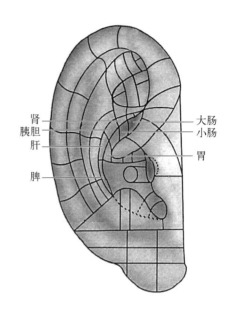

肾
胰胆
肝
脾
大肠
小肠
胃

【按语】

1. 婴幼儿应给予母乳喂养，不要过早断乳。逐渐增加辅食，应遵循先稀后干，先素后荤，先少后多的原则。

2. 经常带小儿到户外活动，多晒太阳，多呼吸新鲜空气，以增强体质。

3. 消食健脾粥：莲子、芡实、炒扁豆各 15 克，焦山楂 10 克，神曲 10 克，用纱布包，放锅内，加水适量，煎煮 30 分钟，去渣，再加入粳米 30 克，熬粥，趁温热服。每 3 天 1 次。

小儿厌食

小儿厌食是指小儿长期食欲不振，甚至拒绝饮食，还可见腹胀饱满、腹痛、呕吐，大便腥臭或稀或干。长期厌食可造成严重的营养不良或极度衰弱而形体干枯消瘦，头发稀疏，精神疲惫，腹部胀大，青筋暴露或腹凹如舟，饮食异常（吃土、煤渣等），影响了小儿的生长发育。以 1～6 岁小儿多见。

本病属于中医学"恶食""不能食""不思食"范畴。多因脾胃素虚，或饮食不节、情志不畅，伤及脾胃而发病。

【处方】

胃、脾、肝、小肠、大肠、胰胆、三焦。

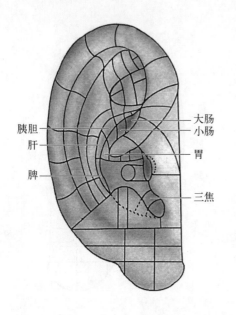

胰胆
肝
脾

大肠
小肠
胃
三焦

【操作】

耳压法：取上述耳穴，用王不留行或莱菔子贴压，以点压法按压，每次取一侧耳穴。2～3 天换 1 次，左右耳交替，10 次为 1 个疗程。

耳穴毫针法：取上述耳穴，每次取一侧耳穴，左右耳交替。每穴点刺，疾刺疾出，不留针。每天 1 次。

【按语】

1. 孩子应养成良好的饮食习惯，不吃、少吃零食，不偏食，多吃蔬菜。并让孩子适当参加体育活动，以促进食欲。

2. 扁豆薏米粥：扁豆 30 克，怀山药 15 克，薏米 10 克，将扁豆、怀山药、薏米等洗净一同放入砂锅，加水煮沸，文火煮成粥。

3. 四缝放血：在四缝穴（第 2、3、4、5 指掌面近端指关节横纹中点）点刺放血，放出黄色液体或血液 3～5 滴，3 天 1 次。

小儿腹泻

小儿腹泻是由多种病原、多因素引起的以腹泻为主要临床症状的综合征。发病年龄多在 2 岁以下，1 岁以内者约占 50%。腹泻日久容易导致小儿营养不良、消化道外感染、中毒性肝炎等病症。夏、秋季多发。

本病属于中医学"泄泻"范畴。多为外感或内伤，脾虚湿盛，脾失健运；或受惊吓，肾气不固，均可致大肠、小肠传化失常，升降失调，清浊不分而发病。

【处方】

脾、胃、肺、肝、肾、大肠、小肠、直肠、肛门。

【操作】

耳压法：上述耳穴交替使用，每次取 4～5 个，用王不留行或莱菔子贴压，以点压法按压，每次取一侧耳穴。2～3 天换 1 次，左右耳交替，10 次为 1 个疗程。

耳穴毫针法：上述耳穴交替使用，每次取 4～5 个，每次取一侧耳穴，左右耳交替。每穴点刺，疾刺疾出，不留针。每天 1 次。

【按语】

1. 要给婴幼儿养成良好的饮食习惯，进食应遵循少吃多餐、由少到多、由稀到浓的原则。注意饮食卫生，不暴饮暴食，秋冬季节勿空腹服用过多寒冷食物如冷牛奶，寒性水果如柿子、梨、山竹等。防止腹泻后婴幼儿营养不良。

2. 患儿家长不要私自给患儿用药，家长可用热水袋对患儿腹部进行热敷，也可轻轻揉肚子，以缓解疼痛。腹泻时肛门周围的皮肤及黏膜有损伤，每次大便后都要用温水冲洗，或及时更换尿布，防止尿布疹及继发感染。

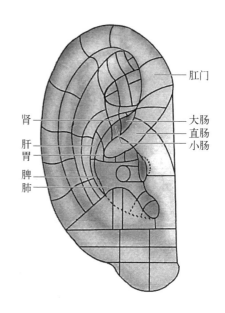

3. 茯苓大枣粥：茯苓粉 30 克，大枣 15 克，粳米 30 克，将大枣去核切碎，加水适量，煮成粥，服时加少量白糖，每天 1 次。

急 惊 风

急惊风是以发病急骤、高热抽搐、昏迷为特征的惊风，为婴幼儿常见的急症。一般以 1～5 岁的小儿多见。临床以壮热神昏，手足抽搐，口唇抖动，牙关紧闭，两眼直视，颈项强直，甚至角弓反张等为主症。本病相当于现代医学的流行性脑脊髓膜炎、流行性乙型脑炎、小儿高热、癫痫等。

本病多由外感六淫，内积痰热，或突然受到惊恐而发病。

慢惊风为小儿惊风的另一种类型，来势缓慢，以精神萎倦，嗜睡，四肢发冷，大便稀溏，反复抽搐、昏迷或瘫痪为主症。多因大病、久病后，气血亏虚；或热病阴血受伤，风邪入络；或由急惊风转化而成，或由于先天不足，后天调护不当，精气俱虚而发病（慢惊风可以参照本病治疗）。

【处方】

心、肺、脾、肝、肾、交感、神门、耳尖、颈椎、胸椎、腰骶椎。

【操作】

耳穴放血法：取双侧耳尖，常规消毒，一次性采血针点刺，挤出血液 5～10 滴，用干棉球稍加压迫，2～3 天 1 次。急性期使用。

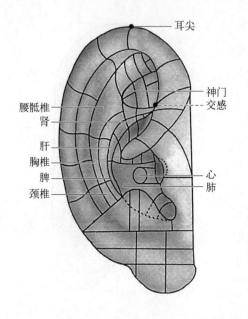

耳尖
神门
交感
腰骶椎
肾
肝
胸椎
脾
颈椎
心
肺

耳穴毫针法：上述耳穴交替使用，每次取4～5个，左右耳交替。每穴点刺，疾刺疾出，不留针。每天1次。急性期使用。

【按语】

1. 耳穴疗法治疗本病具有一定的疗效，可以镇惊止痉以救急，急性期可以耳尖放血。缓解期必须查明病因，采用相应治疗措施，积极治疗原发病。

2. 惊风发作时，患儿侧卧，松解衣领，保持气道通畅。纱布包压舌板放于患儿上、下齿间，防止抽搐时咬伤舌体。同时给予吸氧。

3. 合理膳食，加强营养。鲜蚌姜汁汤：取活蚌1个，挑开，滴入姜汁少许，将蚌仰向上，待其流出蚌水，用碗盛取，隔水炖热灌下，治小儿惊风。

4. 脐疗法：炒白术、白芍、远志、全蝎、僵蚕、蝉蜕，研为细末，敷脐。用于急、慢惊风的治疗和预防。

流行性腮腺炎

流行性腮腺炎是由腮腺炎病毒侵犯腮腺引起的急性呼吸传染病。主要表现为发热，咽痛，一侧或两侧耳垂旁肿大，肿大的腮腺常呈半球形，以耳垂为中心，边缘不清，表面发热有绞痛，张口或咀嚼时局部感到疼痛。患者是传染源，飞沫的吸入是主要传播途径，接触患者后2～3周发病。病毒可侵犯各种腺组织或神经系统及肝、肾、心、关节等几乎所有的器官。常可引起脑膜脑炎、睾丸炎（睾丸肿痛）、胰腺炎、乳腺炎、卵巢炎等。

本病属于中医学"痄腮""大头瘟"范畴。多因外感风温邪毒，从口鼻入，夹痰化火，遏阻少阳、阳明经脉，郁而不散，失于疏泄，结于腮部而发病。

【处方】

主穴：耳尖、肺、脾、肝、胰胆、心、三焦、交感、神门。

配穴：睾丸肿痛者，加外生殖器；卵巢炎者，加盆腔、外生殖器。

【操作】

灯草灸：取主穴 2 个、配穴 1～2 个，两耳交替使用。取灯心草一根，麻油浸蘸一端。消毒耳郭，点燃灯心草浸蘸的那端，依次对准耳穴烧灼，且快速离开耳穴。

耳穴放血法：① 取双侧耳尖，常规消毒，一次性采血针点刺，挤出血液 5～10 滴，用干棉球稍加压迫，2 天 1 次。② 取主穴 3～4 个，随症选取配穴，对所选腧穴进行点刺，挤出血液 10～20 滴，用干棉球稍加压迫。每次取一侧耳穴，双耳交替，急性期每天 1 次。

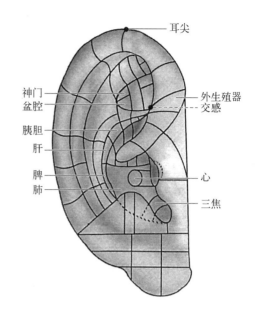

耳穴毫针法：上述耳穴交替使用，每次取 4～5 穴，随症配穴，每次取一侧耳穴，左右耳交替。每穴直刺 3～5 毫米，留针 20～30 分钟。每天 1 次。

耳压法：上述耳穴交替使用，每次取 4～5 穴，随症配穴，用王不留行或莱菔子贴压，以点压法按压，每次取一侧耳穴。2～3 天换 1 次，左右耳交替。

【按语】

1. 本病属急性呼吸道传染病，应注意隔离，以腮肿消退为止。患儿发热期间，应注意卧床休息，进食流质或半流质饮食。注意口腔卫生，做好口腔护理。

2. 患者如果出现睾丸肿大，伴有压痛感时，可用冷水浸过的毛巾对局部进行冷敷，并用丁字形布带将睾丸托起来，以改善患者的局部症状。

3. 外敷方：取仙人掌，去刺，将其切片或捣碎，敷于患者腮腺部位。睾丸肿痛者，敷贴于睾丸部位。每天换 1 次，直至肿胀消退。

4. 绿豆黄豆汤：绿豆 100 克，黄豆 50 克，白糖 30 克，将绿豆、黄豆加水适量，煮至烂熟，加入白糖搅匀，食用。

夜　啼

夜啼是小儿日间安静，入夜啼哭不安，时哭时止，或每夜定时啼哭，甚则通宵达旦，但白天如常。多见于新生儿及 6 个月内的小婴儿。可以分为生理性哭闹（原因包括饥饿、口渴、环境不适、湿疹、多汗、瘙痒等）、病理性哭闹

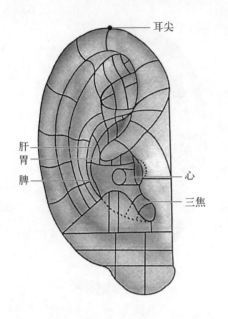

耳尖

肝
胃
脾

心

三焦

（原因包括口腔溃疡、腹痛、鼻塞、头痛、外耳道炎等）。

夜啼为中医病名，本病主要为脾寒气滞，心经积热，惊恐伤神，致心神失守而发病，可分为脾寒气滞型、心经积热型、惊恐伤神型。

【处方】

耳尖、心、胃、脾、肝、三焦。

【操作】

耳穴放血法：取双侧耳尖，常规消毒，一次性采血针点刺，挤出血液5～10滴，用干棉球稍加压迫，2～3天1次。

耳压法：取上述耳穴，用王不留行或莱菔子贴压，以点压法按压，每次取一侧耳穴。2～3天换1次，左右耳交替，10次为1个疗程。

耳穴毫针法：取上述耳穴，每次取一侧耳穴，左右耳交替。每穴点刺，速刺速出，不留针。每天1次。

【按语】

1.家长要保持小儿睡眠环境安静，检查衣服、被褥有无异物，以免刺伤皮肤。

2.婴儿无故啼哭不止，要注意寻找原因，如饥饿、过饱、闷热、寒冷、虫咬、尿布浸渍、衣被刺激等，除去引起啼哭的原因。

小儿生长痛

小儿生长痛多在夜间发生，疼痛部位较固定，多发生于膝盖、脚踝关节、膝关节处，无游走性，局部不红、不肿，也无明显压痛，用手抚摸可减轻疼痛。疼痛第2天自行消失，往往数天或数周出现1次，也有连续数日或数月不间断者。常见于3～6岁及8～12岁的儿童。多由小儿在发育过程中，骨骼的生长速度较快、肌肉和韧带的生长速度相对较慢，快慢不均导致肌肉和韧带被牵扯，活动过度，局部酸性代谢物增多而引起疼痛。

本病属于中医学"痹证"范畴。多因先天不足，后天失养，致使肾精不足，脾胃虚弱，气血亏虚，或寒邪侵袭而发病。

【处方】

肾、胃、脾、肝、神门、三焦、坐骨神经。

【操作】

耳压法： 取上述耳穴，用王不留行或莱菔子贴压，以点压法按压，每次取一侧耳穴。2～3天换1次，左右耳交替，10次为1个疗程。

耳穴毫针法： 取上述耳穴，每次取一侧耳穴，左右耳交替。每穴点刺，疾刺疾出，不留针。每天1次。

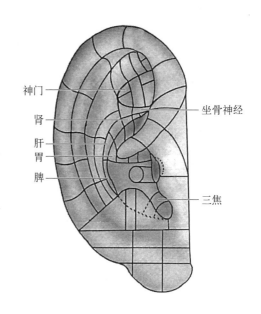

【按语】

1. 小儿生长痛如为偶尔发作，且身体状况良好，即不需治疗。

2. 小儿避免过量运动，睡前可以给孩子泡泡脚，适当做一下腿部按摩，但疼痛较重时可局部按摩，服止痛药。在孩子不疲劳时，应鼓励多活动，锻炼肌肉力量，促进胫骨畸形的自然矫正。

3. 在饮食中多吃些含钙和锌较多的食物，如虾皮、贝类、绿色蔬菜等，还可以适量服用维生素C。

小儿脑性瘫痪

小儿脑性瘫痪，简称"小儿脑瘫"，是指小儿由各种原因（感染、缺氧、缺血、外伤等）造成脑实质损害，出现非进行性中枢性运动型功能障碍所导致的瘫痪。临床以肢体瘫痪、手足不自主运动、智力低下、言语不清为其主要症状。

本病属于中医学"五迟""五软""痿证"范畴。多由胎儿先天禀赋不足，以致小儿出生后肝肾阴虚，气血不足；或因分娩难产而致胎儿窒息缺氧、颅脑损伤等，导致小儿气血虚弱而发病。

【处方】

肺、脾、心、肝、肾、胃、小肠、肩、肘、颈椎、胸椎、腰骶椎、交感、神门。

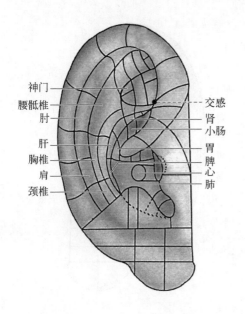

神门
腰骶椎
肘
肝
胸椎
肩
颈椎

交感
肾
小肠
胃
脾
心
肺

【操作】

耳压法： 取上述耳穴，交替使用，每次取4～5个，用王不留行或莱菔子贴压，以点压法按压，每次取一侧耳穴。2～3天换1次，左右耳交替，10次为1个疗程。

耳穴毫针法： 取上述耳穴，交替使用，每次取4～5个，每次取一侧耳穴，左右耳交替。每穴点刺，疾刺疾出，不留针。每天1次。

耳穴按摩法： 上述耳穴，垂直点按，每穴点按20秒，依次进行。最后以食指指腹轻轻推按耳甲腔、耳甲艇10～20次。

【按语】

1. 患儿食物要易消化吸收，选高蛋白质、高维生素的食物，以促进大脑的发育。适当进行户外活动，让阳光照射皮肤。

2. 平时加强对患儿语言、肢体功能和智能等方面的训练。

3. 食疗方：牛或羊脊髓，蒸炖，多餐少量食用，每15天食用1次，可食用3～5次。

4. 家长平时给患儿轻轻按摩肢体，促进肢体功能的康复。

小儿遗尿

小儿遗尿，是指3周岁以上的小儿，睡眠中小便经常自遗，醒后方觉的一种病证，又称"尿床"，日久可伴有精神不振、食欲减退、面色萎黄、形体消瘦等症。

本病主要是肾气不足、膀胱虚寒、下元不固；或肝胆火旺而致。

【处方】

主穴： 肾、膀胱、皮质下、尿道、缘中。

配穴： 小儿遗尿夜间沉睡不易叫醒者，加神门；伴面色㿠白、神疲乏力、纳呆者，加脾；小便黄臊、夜间龋齿、惊惕不安者，加肝、耳尖。

【操作】

耳压法： 取所有主穴，随症选取配穴1～2个，用王不留行贴压，以直压或点压手法按揉，每次取一侧耳穴，左右耳交替，隔天换 1 次，10 次为 1 个疗程。

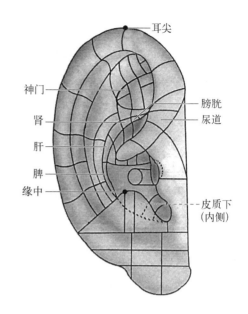

耳穴毫针法：取主穴 3～4 个，并随症选取配穴，采用坐位进针，初诊者精神紧张惧痛、怕针或病重体弱者，可选用卧位进针。每穴直刺 3～5 毫米，留针 20～30 分钟。亦可接电针，连续波，小电流。

耳穴埋针法：取主穴 3～4 个，随症选取配穴 1～2 个，每次取一侧耳穴，左右耳交替，每天自行按揉 3～5 次，留针 3～5 天。

耳穴按摩法：取主穴 3～4 个，并随症选取配穴，垂直点按。然后双手手掌摩擦发热，五指并拢，横放于两耳上，指尖向后，双手紧压两耳，向耳后推摩，至手掌离开耳轮。然后再向前拉摩，此时耳郭则被翻向前方，双手摩擦耳背，至手指离开耳轮。如此一推一拉，往返按摩耳前与耳背，进行全耳按摩，直至全耳发热。一推一拉为 1 次，按摩18～27 次。

【医案】

李某，女，12 岁，2020 年 7 月 22 日初诊。夜间尿床 8 年余，曾经中西医治疗，一直未愈，近半年每周遗尿 1 次。刻诊：形体略丰，精神可，面色略晦暗无泽，自 3 岁后仍夜间尿床，不自觉尿床，无意识觉察，一般可起身自行排尿，平素偶有熬夜学习，无疲乏、无力、无口干、口渴症状，但多汗，活动后尤甚。纳尚可，食肉较多，素菜较少，大便调。舌淡胖，苔薄白，脉细弱。诊断为小儿遗尿，证属心气不足、肾气不固，治以宁心安神、温补肾元、益气固泉。

治疗：①耳穴，取心、神门、肾、膀胱、外生殖器，两耳交替使用，王不留行贴压，每天饭后、睡前各按压 1 次，5 天换 1 次。②中药，乌药、炒白芍、桑螵蛸各 9 克，石菖蒲、太子参各 9 克，炒白术 21 克，炙甘草、淡竹叶、肉苁蓉各 9 克，醋五味子 12 克，五倍子、覆盆子、益智仁各 10 克、炒酸枣仁 15克、柏子仁 9 克，14 剂，水煎服，每天 1 剂。2020 年 9 月 26 日复诊：经过 5次耳穴贴压，中药 14 剂，家长反馈患儿已愈。

【按语】

1. 治疗期间，患儿家长应当积极配合，如睡前控制小儿饮水，定时叫醒患儿小便，以形成良好的排尿习惯。同时，家长引导患儿多锻炼身体，增强体质。

2. 家长和周围的人员对患儿勿采取嘲笑和歧视的态度，引导患儿树立战胜疾病的信心。

3. 狗肉炖黑豆：狗肉150克，黑豆20克。狗肉加水、料酒适量，用武火煮沸，去浮沫，改用文火煨至极烂，即可食用。本品具有温阳暖肾、调摄止遗之功效。

儿童多动症

儿童多动症又称注意缺陷多动障碍，是儿童最为普遍的心理障碍之一。多动症有3组核心症状：注意力缺陷、冲动和多动，也有的把冲动和多动合到一组症状。

本病属于中医学"郁证""脏躁"范畴。多因饮食失调、产伤以及其他外伤，使儿童气血瘀滞，经脉不畅以及心肝失养而神魂不安，或由于其他疾病之后，虽原发病痊愈，但已造成气血不足或气血逆乱，使心神失养以致神不守舍而发病。

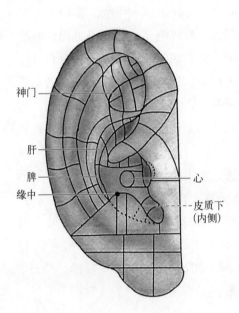

【处方】

主穴：心、肝、皮质下、缘中、神门。

配穴：食欲不振，加脾。

【操作】

耳压法：取所有主穴，随症选取配穴，用王不留行贴压，以直压或点压手法按压，每次取一侧耳穴，左右耳交替，隔天换1次，10次为1个疗程。

【医案】

秦某，男，7岁，学生，2021年8月13日初诊。双目不自主瞬动3个月，加重15天。曾在他院诊疗，诊断为儿童多动症，患儿服药不配合，疗效较差。刻诊：发育良好，形体适中，精神可，目痒，目湿，双目瞤动，频率 60 次/分，平素不安静，手足动作较多，言语较少，答非所问，闷闷不乐，纳眠可，二便调。舌尖红，苔白腻，脉象细。诊断为郁证，证属气机郁滞，治以疏肝理气、调畅气机、宁心安神。

治疗：①耳穴，取心、神门、肝、肺、胃、三焦，双耳王不留行贴压，每天饭后、睡前各按压 1 次，5 天换 1 次，2 次贴压之间间隔 2 天。②针刺，取三神穴，采用单氏舒适化调神针法，每周 1 次，不留针。③刺血，第 1、3、5 指和第 2、4 指四逢交替使用，点刺出黄色液体或血液，每周 1 次。经过 8 周的治疗基本痊愈。

【按语】

1. 避免轻微脑组织损害，避免妊娠时病毒感染服药、早产、过期妊娠、脑缺氧、剖宫产等所引起的感染以及外伤等。避免微量元素的缺乏，环境污染或中毒等。

2. 加强家长与患者的交流与沟通，多参加一些协作型娱乐活动，改善脑部管理阅读、书写、注意力、动作协调等特定区域的功能。

第五节　骨科

落　枕

落枕是指人在睡觉或外伤后突感颈部肌肉疼痛，尤以头颈部转动时更甚，从而引起颈部活动受限的病症。患者一般多在晨起后，突感一侧颈项强痛，不能俯仰、转侧，疼痛可向同侧肩背及上肢扩散。

落枕，中医又称"失枕""失颈"。本病多由睡眠姿势不当，或颈受风寒，颈部经气不调所致。现代医学的颈肌劳损、颈肌风湿、颈部扭挫伤、颈椎退行性变均可参照本病治疗。

【处方】

主穴：颈、颈椎（或相应敏感点）、神门、皮质下。

配穴：颈部左右活动受限者，加三焦；颈部前后活动受限者，加小肠。

【操作】

耳压法：取全部主穴，随症选取配穴，采用王不留行贴压，按压手法以对压或直压法为主，宜较强刺激。每次取一侧耳穴，左右耳交替，3～5天换1次，5次为1个疗程，休息5天后继续贴压，直至症状缓解。

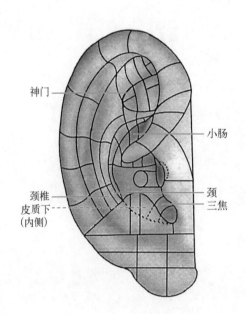

神门
小肠
颈椎
皮质下
（内侧）
颈
三焦

耳穴毫针法：取全部主穴，随症选取配穴，采用坐位进针，直刺3～5毫米，留针20～30分钟，留针期间活动颈项部。

熨耳法：选用身痛逐瘀汤作为药物，布包加热后在耳郭处温熨。温熨10分钟。

【按语】

1. 调整枕头高度，喜欢仰卧的，枕头的高度一般为人的右手拳头竖起的高度；喜欢侧卧的，高度一般为 10 厘米左右。仰卧位时，枕头的下缘最好垫在肩胛骨的上缘，不能使颈部脱空。

2. 注意颈部保暖，颈部受寒冷刺激会使肌肉血管痉挛，加重颈部板滞疼痛。在秋冬季节，最好穿高领衣服；天气稍热，夜间睡眠时应注意防止颈肩部受凉；炎热季节，空调温度不能太低。

3. 落枕症状缓解后可行颈部功能锻炼，预防复发，以增强颈部力量。方法：两脚开立，与肩同宽，双手叉腰，活动头部，用头部在空中写出"米"字，每天 2 次。

颈 椎 病

颈椎病是指颈椎间盘退行性变、颈椎肥厚增生以及颈部损伤等引起颈椎骨质增生，或椎间盘脱出、韧带增厚，刺激或压迫颈脊髓、颈部神经、血管而产生的一系列相应症状和体征。患者可表现为颈肩痛、头晕头痛、上肢麻木、肌肉萎缩；严重者可引起双下肢痉挛、行走困难，甚至四肢麻痹，大小便障碍，出现瘫痪。

本病属于中医学"痹证""头痛""眩晕"等范畴。多因素体肝肾亏虚，或遇风寒劳累，以致寒凝气滞，血脉不通，筋脉失养，而不能约束骨骼和稳定关节所致。

【处方】

主穴： 颈椎、颈、肾、肝、神门。

配穴： 颈部活动不灵活者，加枕；上肢麻木不适者，加肩、肘；眩晕者，加心；恶心、呕吐者，加交感；步态不稳、下肢酸胀者，加肢体相应部位。

【操作】

耳压法： 取全部主穴，随症选取配穴，用王不留行贴压，按压手法以对压或直压法为主。先选症状较重的一侧耳穴，左右耳交替。5 天换 1 次，10 次为 1 个疗程，疗程间可休息 3～5 天。

耳穴毫针法： 取主穴 3～4 个，并随症选取配穴，卧位进针。每穴直刺 3～5 毫米，留针 20～30 分钟。

耳穴放血法： 取主穴 2～3 个，随症选取配穴 1～2 个，对所选腧穴进行点刺，挤出血液 10～20 滴，常规消毒后用干棉球稍加压迫即可。一般 3 天 1 次，疼痛、眩晕症状严重者可每天 2 次。

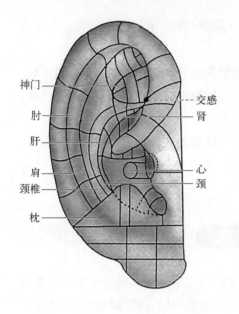

神门—
肘—
肝—
肩—
颈椎—
枕—

—交感
—肾

—心
—颈

耳穴埋针法：取主穴 3～4 个，随症选取配穴 1～2 个，每次取一侧耳穴，左右耳交替，每天自行按揉 3～5 次，留针 3～5 天。

【医案 1】

刘某，女，54 岁，2019 年 4 月 11 日初诊。右手拇指、食指、无名指与中指指尖麻木 4 月余，曾经中药、针灸治疗，时轻时重。刻诊：形体适中，精神可，面色有华，右手除小指外指尖均麻木，右侧肩关节疼痛且活动受限，纳可，眠差（入睡难），二便调。舌体胖大，色紫暗，苔薄白；脉细弱。辅助检查：2022 年 3 月 22 日某市人民医院颈椎 MRI 示：①颈椎退行性病变；② C_3/C_4、C_4/C_5、C_5/C_6、C_6/C_7 椎间盘突出并椎管狭窄。诊断为项痹，证属瘀血阻络，治以活血化瘀、通络止痛。

治疗：①耳穴，取心、神门、肺、颈椎、肩、肘、指，双耳王不留行贴压，每天饭后、睡前各按压 1 次，5 天换 1 次，2 次贴压之间间隔 2 天。②针刺，取双侧百会、风池、天柱，右手列缺、合谷、外劳宫、中渚。操作：百会施以捻转泻法，风池、天柱直刺并施以提插泻法，列缺、合谷施以导气法，外劳宫、中渚施以提插泻法。③刺血，大椎左右旁开 1 寸以及双侧肺俞，点刺出血加拔罐。右手拇指、食指、无名指与中指指尖点刺出血，每处 3～5 滴。上述方案每周治疗 1 次，治疗 3 次指尖麻木消失，睡眠基本正常。

【医案 2】

杨某，女，50 岁，银行职员，2020 年 4 月 22 日初诊。左侧颈部僵紧不适，伴头部昏沉 2 月余。患者 2 个月来觉颈项部僵紧不适，头昏、头沉，尤以外感风寒及劳累后症状明显加重，曾多次接受针灸、拔罐治疗，症状无明显改善。刻诊：形体适中，神志清，精神可，面色有华，左侧颈肩部僵紧，头部时感昏沉，眼干，易疲劳，咽喉不适，有异物感，无明显汗出，纳呆，眠尚可，二便调。舌有红点，苔白腻，脉细。辅助检查：某院 2020 年 1 月 29 日颈椎 MRI 示：颈椎退行性变，C_3/C_4、C_4/C_5、C_5/C_6、C_6/C_7 椎间盘突出。诊断为项痹，证属气血亏虚、筋脉失养，治以补养气血、舒筋活络。

治疗：①耳穴，取颈椎、心、胃、神门、肾上腺穴，双耳王不留行贴压，每天饭后、睡前各按压1次，5天换1次，2次贴压之间间隔2天。②针刺，取风池、天柱、列缺、合谷、手三里、委中、承山、印堂、人迎、扶突、足三里、阳陵泉、太冲、太白、太溪。操作：风池、天柱、列缺、人迎、扶突、合谷，施以导气法；印堂、手三里、承山、足三里、阳陵泉施以泻法，太冲、太白、太溪施以补法。留针20分钟，每周3次。2020年5月25日复诊：经过上述5次治疗，患者项部僵硬、头晕等症状基本消失，但昨日下午感胃脘不适、胀满，但无明显疼痛，按之濡软而舒服。①耳穴，取神门、胃，应用0.5寸针灸针针刺，留针20分钟。②针刺，取百会、风池、完骨、天柱、肝俞、肝俞、脾俞、胃俞、承山、金门、神庭、列缺、内关、腹部四募穴、足三里、阳陵泉、三太穴。操作：百会、风池、完骨、天柱，施以导气法；肝俞、肝俞、脾俞、胃俞、腹部四募穴，疾刺疾出；承山向上斜刺，施以提插泻法；金门，施以捻转泻法；神庭、列缺、内关，施以导气法；足三里、阳陵泉施以提插泻法，三太穴施以捻转补法。留针20分钟。针刺后胃脘部舒适，胀满减轻。

【医案3】

宋某，男，31岁，2021年7月4日初诊。头晕、恶心1天。患者昨日早上扭头时出现头晕、恶心，现低头、扭头时均加重。刻诊：形体适中，神志清，面色少华，时头晕、恶心，无头痛、呕吐，低头、扭头时加重，后伸及旋转运动时无头晕、恶心，右上肢及右手中指、无名指麻木，项部僵硬。纳少，眠可，二便调。舌尖红，苔薄白，脉细弱。有青霉素过敏史。诊断为项痹，证属瘀血阻络、胃失和降，治以清头明目、止眩定晕、和胃降逆。

治疗：①耳穴，取颈椎、腕、胃、心、神门，双耳王不留行贴压，每天饭后、睡前各按压1次，5天换1次，2次贴压之间间隔2天。②针刺，取项七针、印堂、太阳、内关、中脘、中渚、足三里、太冲、公孙。操作：项七针施以导气法，不留针，印堂、太阳施以捻转泻法，内关直刺，得气为度，中脘、中渚、足三里施以提插泻法，太白、太冲、公孙施以捻转补法，均留针20分钟。隔天1次。治疗1次后头晕、恶心明显好转，又针刺4次诸症消失。

【医案4】

刘某，男，50岁，2020年2月25日初诊。颈项部酸胀疼痛、双侧肩胛部跳痛2月余。患者2个月前无明显诱因出现颈项部酸胀不适，他院诊断为颈椎病，曾经西药、推拿、拔罐治疗，疗效不佳。刻诊：形体适中，神志清，精神可，偶有头晕、眼眶发紧症状，颈项部酸胀、疼痛，双侧肩胛骨内侧跳痛，疼痛连及头项部，手指、脚趾尖麻木、发凉，食欲不振，入睡困难，寐后易醒，小便频数，大便稀薄、不成形。舌胖大，色略紫，边有齿痕，苔黄腻，脉弦细。诊断为项痹，证属气虚血瘀，治以健脾益气、活血化瘀、通络止痛。

治疗：①耳穴，取颈椎、心、神门、脾、胃、肾，双耳王不留行贴压，每天饭后、睡前各按压1次，5天换1次，2次贴压之间间隔2天。②针刺，取百会、四神聪、项七针、承山、昆仑、人迎、扶突、腹部四募穴、足三里、阳陵泉、三阴交、三太穴。操作：百会、四神聪施以捻转补法，项七针、人迎、扶突施以导气法，承山、昆仑施以提插泻法，腹部四募穴疾刺疾出，足三里、阳陵泉、三阴交施以提插泻法，三太穴施以捻转补法。留针20分钟，每周3次。2020年3月7日复诊：经过8次针刺、2次耳穴贴压和刺血拔罐治疗，项部、肩胛疼痛消失，手足末端麻木、发凉消失，纳眠正常，大便成形。舌淡红，苔薄白，脉细。

【按语】

1. 颈椎病患者需定时改变头颈部体位，注意休息，劳逸结合，症状较重、发作频繁者，应当停止工作，绝对休息。抬起头并向四周各方向适当地轻轻活动颈部，不要总是让颈椎处于弯曲或者伸直状态。

2. 炒盐外敷法：食盐适量炒热，装入布袋中，稍微凉一下，放在颈椎上，等盐凉了再拿下来。

肩 周 炎

肩周炎是指以肩关节疼痛和活动不便为主要症状的常见病症。患者早期可表现为肩关节阵发性的疼痛，常因天气变化及劳累而诱发，后逐渐发展为持续性疼痛，并逐渐加重，昼轻夜重，肩关节向各个方向主动和被动活动均受限；肩部受到牵拉时，可引起剧烈疼痛；肩关节周围可有广泛压痛，并向颈部及肘部放射，甚至出现三角肌不同程度的萎缩。

本病属于中医学"肩痹""漏肩风""肩凝症""冻结肩""五十肩"范畴。多因营卫虚弱，筋骨衰颓，加之局部感受风寒，或劳累闪挫，遂使筋脉气血阻滞而发病。

【处方】

主穴：肩、锁骨、神门、肾上腺。

配穴：病久局部肿胀或见肌肉萎缩者，加肝、脾。

【操作】

耳压法：取所有主穴，随症选取配穴，用王不留行贴压，按压手法用对压法或直压法，每次取一侧耳穴，左右耳交替 2～3 天换 1 次，10 次为 1 个疗程，疗程间可休息 5 天。

耳穴毫针法：取所有主穴，并随症选取配穴，采用坐位或卧位进针。每穴直刺 3～5 毫米，留针 20～30 分钟。亦可接电针，疏密波，小电流。

耳穴按摩法：取以上主穴，随症配穴，进行点按，每次按压间隔约 0.5 秒，反复持续点压，使之产生轻度痛胀感。点压用力不宜过重，以胀而不剧痛，略感沉重刺痛为宜。每次每个穴位点压 20～30 下，一般每天点压 3～5 次。

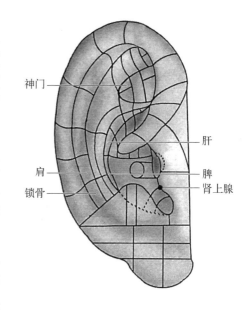

【医案】

侯某，男，48 岁，2021 年 7 月 25 日初诊。右侧肩疼痛 1 月余。患者 1 个月前觉右侧肩膀胀痛不适，抬举时痛剧，前伸、后屈动作无明显受限，颈项部转动不利，他院诊断为肩周炎，曾行中药、艾灸等治疗，疼痛逐渐加重。刻诊：形体略丰，神志清，精神可，右侧肩关节肩前穴（腋前纹头上 1 寸）、肩贞穴压痛明显，双手手掌有麻木感，畏寒肢冷，纳眠、二便正常。舌体胖大、有齿痕，舌边略紫，苔薄白，脉弦。诊断为肩凝症，证属脾肾阳虚、瘀血阻络，治以温补脾肾、通络止痛。

治疗：①耳穴，取颈椎、腰骶椎、神门、心、胃、外生殖器，双耳王不留行贴压，每天按压 3 次，每 5 天更换 1 次。②针刺，取双侧风池、天柱，右侧肩髃、肩髎、肩前、肩贞、曲池、支沟、八邪。操作：风池、天柱施以导气法，肩髃、肩髎、肩前、肩贞、曲池、支沟施以捻转泻法，八邪斜刺不行针。留针 20 分钟每周 3 次。③刺血拔罐，大椎、三角肌正中，点刺出血加拔罐。耳穴贴压、针刺、刺血拔罐后疼痛即明显减轻。又针刺 2 次，疼痛消失而愈。

【按语】

1. 耳压法治疗肩周炎具有较好的疗效，每天按揉所压耳穴时，可用较强刺激，待耳郭充血发热时，嘱患者活动患侧肩部，并逐步增大活动的范围，以改善局部的僵硬情况。如疼痛较剧者可配合耳穴针刺治疗，取效更快。

2. 在患肩上放一块毛巾，用温热水冲淋患肩 5～10 分钟，使热量集中于疼痛部位，可起到缓解症状的作用。

3. 白芍桃仁粥：白芍 25 克，桃仁 15 克，粳米 60 克。先将白芍水煎取液，约 500 毫升；再把桃仁去皮尖，捣烂如泥，加水研汁，去渣；用两种汁液与粳米同煮为稀粥，即可食用。

肱骨外上髁炎

肱骨外上髁炎，又称网球肘，是由于肘部反复用力不当，引起肘部伸肌腱处撕裂、骨膜出血，形成血块，压迫骨膜导致骨膜炎；或肘部关节处的滑囊炎，以肱骨外上髁周围软组织疼痛为主要表现的一种炎性反应。主要表现为发病缓慢，肘后外侧疼痛，前臂旋前动作受限，拉、提、端重物及前臂过伸时（端水、拧毛巾时等）疼痛加剧，肘部有轻微红肿。网球运动员、家庭妇女等前臂反复旋转、用力较多的人多见。

本病属于中医学"肘劳""肘痛"范畴。多为肘部长期活动过度，筋脉劳损，气血耗伤，血不荣筋，筋脉失于濡养而发病；或肘部外伤，瘀血留内，气血阻滞不通而发病。

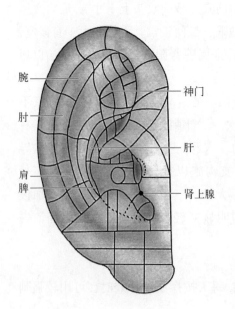

【处方】

主穴：肩、肘、腕、神门、肾上腺。

配穴：病久局部肿胀或见肌肉萎缩者，加肝、脾。

【操作】

耳压法：取主穴 4～5 个，随症选取配穴，用王不留行贴压，按压手法用对压法或直压法，每次取一侧耳穴，左右耳交替，2～3 天换 1 次，10 次为 1 个疗程，疗程间可休息 5 天。

耳穴毫针法：取主穴 4～5 个，并随症选取配穴，每次取一侧耳穴，左右耳交替，采用坐位或卧位进针。每穴直刺 3～

5 毫米，留针 20～30 分钟。亦可接电针，疏密波，小电流。

耳穴埋针法：取主穴 3～4 个，随症选配穴 1～2 个，每次取一侧耳穴，左右耳交替，每天自行按揉 3～5 次，留针 3～5 天。

【医案】

刘某，女，47 岁，2020 年 4 月 21 日初诊。左肘关节疼痛 1 个月。患者 1 个月前无明显诱因出现左肘关节疼痛，曾针刺治疗 3 次，疼痛有所减轻。刻诊：形体适中，神志清，精神可，左肘屈伸活动轻度受限，受凉、劳累后疼痛明显加重，曲池与手三里处有明显压痛，纳眠可，二便调。舌淡胖，有齿痕，苔白腻，脉细缓。诊断为肘劳，证属劳伤筋脉，治以行气活血、通络止痛。

治疗：①耳穴，取心、神门、肘、肩，王不留行贴压，每天饭后、睡前各按压 1 次，5 天换 1 次，2 次贴压之间间隔 2 天。耳穴贴压后配合关节活动。②针刺，取风池、天柱、阿是穴、曲池、手三里、偏历、合谷。操作：风池、天柱施以导气法，阿是穴施以扬刺法（正中刺 1 针，四周各旁开 0.5 寸斜刺，刺 4 针），曲池、手三里施以捻转泻法，偏历、合谷施以导气法。留针 20 分钟，隔天 1 次。当日针刺治疗后，疼痛明显减轻。嘱左侧上肢强制休息，不得劳动。如此治疗 2 周而愈，嘱咐患者注意左上肢劳逸结合，避免复发。

【按语】

1. 患者治疗期间，肘部必须强制休息。

2. 经常用肘关节活动的人员要注意保护肘部，不可过度用力。

急性腰扭伤

急性腰扭伤是由于跌仆、闪挫或劳累过度引起的以腰部肌肉及其周围组织疼痛为主要症状的病症。主要表现为急性扭伤后腰部疼痛剧烈，疼痛性质为持续性或撕裂样疼痛，咳嗽、喷嚏、大笑等活动时疼痛加剧。患者腰部有明显压痛点，腰肌痉挛、强直、生理曲度前屈改变，脊柱侧弯，俯仰、转侧、后伸活动均受限。青壮年多见发，男性多于女性。

本病属于中医学"腰痛"范畴。活动不慎，扭挫动作伤及腰部，腰部筋脉气血瘀滞而发病。

【处方】

耳尖、神门、腰骶椎、肾上腺。

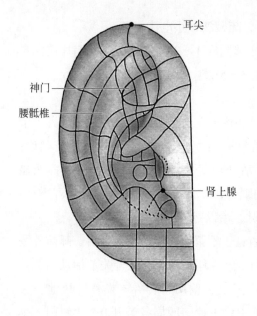

耳尖
神门
腰骶椎
肾上腺

【操作】

耳穴放血法：取双侧耳尖，常规消毒，一次性采血针点刺，挤出血液5～10滴，用干棉球稍加压迫即可，2～3天1次。

耳穴毫针法：上述耳穴交替使用，每次取4～5个，每次取一侧耳穴，左右耳交替，采用坐位或卧位进针。每穴直刺3～5毫米，留针20～30分钟。亦可接电针，疏密波，小电流。

耳穴埋针法：取上述耳穴，交替使用，每次取4～5个，每次取一侧耳穴，左右耳交替，每天自行按揉3～5次，留针3～5天。

【医案】

金某，男，36岁，2021年9月5日初诊。腰部疼痛2天。患者2天前因搬东西出现腰部疼痛，1天前在其社区医院行针刺、拔罐治疗，仍疼痛不止，且有加重趋势。刻诊：形体适中，精神可，痛苦面容，腰部疼痛，站立、起身时加重，平躺时减轻，L₃椎体左侧1寸处压痛明显，前屈受限。纳可，眠略差（因疼痛），二便调。舌淡红，苔白腻，脉弦。诊断为急性腰扭伤，证属血瘀阻络，治以活血化瘀、通络止痛。

治疗：①耳穴，取神门、腰骶椎，应用0.5寸针灸针针刺，接电针，疏密波，留针20分钟；取神门、心、外生殖器，王不留行贴压，3小时按压1次。②刺血拔罐，腰部压痛处点刺出血加拔罐，治疗后疼痛明显减轻。第2天又针刺耳穴，接电针；针刺L₃、L₄华佗背俞穴，委中，提插泻法。患者腰部疼痛消失，腰部功能活动正常。

【按语】

1. 急性期要卧硬板床休息，固定腰部，减少活动，注意腰部保暖，扭伤24小时后方可进行腰部推拿、热敷。

2. 腰部用力前要先充分活动腰部，搬物时首先下肢弯曲，不要搬过重的东西。

3. 外敷方：红花15克，制乳香、制没药各10克，研成细末后，用酒调成糊状，敷于患处，止痛效果较好。

慢 性 腰 痛

慢性腰痛是因腰部长期劳累，或因腰部长期不正确姿势而致腰部肌肉、韧带、筋膜损伤而引起的一种腰部病症。主要表现为腰部为酸痛、钝痛，常有沉重感，久坐、久立时疼痛加重，弯腰疼痛加重，屈膝、屈髋疼痛减轻。疼痛时轻时重。查体见腰骶棘肌痉挛、僵硬，腰部不能转侧、俯仰，活动受限。

本病属于中医学"腰痛"范畴。多为素体虚弱、久病体虚等致气血不足，腰部筋脉失养；或长期久居湿地，长期感受风寒湿邪，气血阻滞腰部；或腰部长期劳累，致气血不通，气滞血瘀；或者年高气血亏虚，不能濡养腰部而发病。

【处方】

主穴：神门、腰骶椎、肾上腺、肾。

配穴：阴雨天加重者，加肺；气血虚弱者，加脾、胃。

【操作】

耳穴毫针法：取所有主穴，随症选取配穴，每次取一侧耳穴，左右耳交替，采用坐位或卧位进针。每穴直刺3～5毫米，留针20～30分钟。亦可接电针，疏密波，小电流。

耳穴埋针法：取主穴2～3个，随症选取配穴，每次取一侧耳穴，左右耳交替，每天自行按揉3～5次，留针3～5天。

耳压法：取所有主穴，随症选取配穴，用王不留行贴压，按压手法用对压法或直压法，每次取一侧耳穴，左右耳交替，2～3天换1次，10次为1个疗程，疗程间可休息5天。

灸耳法：取所有主穴，随症选取配穴，每次取一侧耳穴，左右耳交替，将点燃的艾条对准所选的耳穴，以患者感到温热为度，共计施灸5分钟，隔天1次，10次为1个疗程。

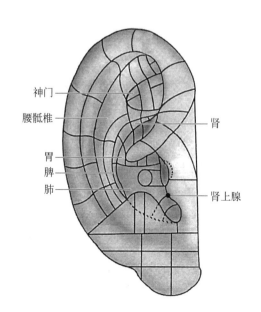

【医案】

王某，男，58岁，2021年7月21日初诊。腰痛间作10年，加重10天。

患者 10 年前因弯腰提重物时出现腰痛，疼痛连及髋部、双下肢，自行贴敷膏药缓解，但之后因劳累、伤风即疼痛发作，经服药物、理疗等治疗，时轻时重。10 天来腰部因受风疼痛严重，屈身而行，连及左侧髋部，不能扭转身体，直立困难。刻诊：形体适中，神志清，精神可，腰及左下肢髋部疼痛，腰部能屈不能伸，屈身行走，纳眠可，二便尚调，大便软。舌尖略红，苔白腻，脉弦。诊断为慢性腰痛，证属风寒外感、阻滞经络，治以疏风散寒、通络止痛。

治疗：①耳穴，取肺、腰骶椎、髋、神门，每次选择 2 个穴位，交替使用，应用 0.5 寸针灸针针刺，接电针，疏密波，留针 20 分钟。②针刺，取双侧 $L_3 \sim L_4$ 华佗背俞穴，左侧秩边、髋部阿是穴、承山、昆仑。操作：$L_3 \sim L_4$ 华佗背俞穴施以提插泻法，秩边直刺，使针感下传至下肢；髋部阿是穴施以扬刺法；承山、昆仑施以提插泻法。留针 20 分钟。2021 年 8 月 3 日二诊：耳穴治疗 2 次，针刺 5 次后腰痛基本消失，行走自如。因双下肢小腿内侧瘙痒而抓破。舌紫暗，苔薄白，脉细。诊断为湿疹，证属湿热郁于肌表，治以清热利湿、疏风止痒，治疗取耳穴肺、内分泌，应用 0.5 寸针灸针针刺，接电针，疏密波，留针 20 分钟。针刺湿疹周围，围针法，曲池、血海、三阴交施以提插泻法，留针 20 分钟。2021 年 9 月 12 日三诊：上法治疗 5 次，湿疹处结痂呈褐色。

【按语】

1. 患者要劳逸结合，防止腰部过度劳累，平时注意腰部的保暖和腰部肌肉的锻炼，如前屈、后伸、侧弯、腰部旋转等动作。

2. 温熨法：附子、肉桂、郁金、延胡索、乳香、没药、川椒各 30 克，研末，炒热，以棉布包裹，熨腰痛处，反复温熨，每次 20～30 分钟。

腰椎间盘突出症

腰椎间盘突出症是腰椎间盘发生退行性改变或本身发育上的缺陷，当受到外力时，腰椎纤维环破裂、内部的髓核突出，刺激并压迫周围的神经、血管，导致腰部及下肢坐骨神经走行部位疼痛的一种病症，也称为"腰椎间盘纤维环破裂症"。主要表现为腰部肌肉僵硬、强直，腰肌生理前凸改变（减少或消失，甚至出现后凸），有不同程度地脊柱侧弯，患者腰部向健侧或患侧弯曲。腰部及下肢坐骨神经处放射痛，可因咳嗽、喷嚏、腹肌用力腹腔内压增大时疼痛加重，休息后减轻。腰部活动、伸腿、弯腰等活动受限，重者行走困难，腰及腿部感觉减退或消失，卧床后不能自如翻身。直腿抬高试验阳性。本病好发于青壮年，男性多于女性。

本病属于中医学"腰腿痛""腰痛"范畴。多为腰部感受寒湿之邪，闪挫扭伤，长期劳累造成腰部气血运行不畅；或气血亏虚，腰部失于濡养而发病。

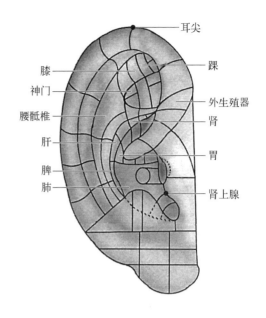

【处方】

主穴：耳尖、神门、腰骶椎、肾上腺、肾、外生殖器。

配穴：阴雨天加重者，加肺；气血虚弱者，加脾、胃；肝肾亏虚者，加肝；下肢疼痛、麻木者，加膝、踝。

【操作】

耳穴放血法：取双侧耳尖，常规消毒，一次性采血针点刺，挤出血液5～10滴，用干棉球稍加压迫即可，3天1次。

耳穴毫针法：取所有主穴，随症选取配穴，每次取一侧耳穴，左右耳交替，采用坐位或卧位进针。每穴直刺3～5毫米，留针20～30分钟。亦可接电针，疏密波，小电流。

耳穴埋针法：取主穴2～3个，随症选取配穴，每次取一侧耳穴，左右耳交替，每天自行按揉3～5次，留针3～5天。

耳压法：取所有主穴，随症选取配穴，用王不留行贴压，按压手法用对压法或直压法，每次取一侧耳穴，左右耳交替，2～3天换1次，10次为1个疗程，疗程间可休息5天。

【医案1】

郭某，女，47岁，2021年3月14日初诊。左侧腰骶部疼痛5天。患者5天前因劳累后出现下腰部尾椎骨处疼痛不适，1天前腰部活动受限，今晨起行走时疼痛加重。刻诊：形体适中，神志清，精神可，左侧腰骶部疼痛不适，弯腰、翻身等动作受限，行走、上下楼梯时症状加重，纳可，因疼痛夜卧不宁，二便调，舌尖红，边紫暗，苔厚腻，脉细弱。某医院2021年1月28日腰椎CT示：①L_3/L_4、L_4/L_5、L_5/S_1椎间盘轻度膨出并突出；②腰椎退行性病变。诊断为腰痛，证属瘀血阻络，治以活血化瘀、通络止痛，佐以安神。

治疗：①耳穴，取双侧肝、肾、神门、腰骶椎，王不留行贴压，每天饭后、睡前各按压1次，5天换1次，2次贴压之间间隔2天。②针刺，取L_3～L_5华佗背俞穴、承山、昆仑。操作：施以提插泻法，留针20分钟。治疗1次后疼痛明显减轻，又针刺2次而愈。

【医案2】

吴某，女，62岁，2021年7月22日初诊。腰部疼痛2月余。患者2个月前无明显诱因出现腰部疼痛，服中药治疗，效一般。刻诊：形体适中，神志清，精神可，腰部正中、右侧臀部酸胀疼痛，右侧大腿外侧紧绷不适，纳可，眠差，半夜常因腰部疼痛而醒，二便调。舌体胖大，色紫暗，苔白腻，脉细弱。某医院2021年6月28日腰椎MRI示：腰椎退行性病变，L_3/L_4、L_4/L_5椎间盘膨出，L_5/S_1椎间盘突出并椎管狭窄，左侧臀小肌、梨状肌及闭孔内肌水肿表现，双髋关节少量积液。既往有隐匿性哮喘、湿疹、冠心病病史，对青霉素、紫外线过敏。诊断为腰腿痛，证属肝肾亏虚、瘀血阻络，治以补益肝肾、通络止痛。

治疗：①耳穴，取双侧神门、外生殖器、膝、髋，取0.5寸针灸针针刺，留针20分钟，隔天1次。②针刺，取双侧L_2～L_5华佗背俞穴，右侧臀部阿是穴、居髎、环跳、风市、悬钟、丘墟。操作：L_2～L_5华佗背俞穴施以提插补法，臀部阿是施以穴扬刺法，居髎施以提插泻法，环跳麻窜感向下肢放散，风市施以提插泻法，悬钟施以提插补法，丘墟施以捻转泻法。隔天1次。治疗2周腰痛、臀部疼痛消失。

【按语】

1. 急性期卧硬板床休息，要严格限制腰部活动，注意腰部保暖。

2. 缓解期适当活动腰部，活动的幅度不可过大，不可强力负重。弯腰搬物时要注意正确姿势，先屈膝、屈髋，再搬重物，避免腰部损伤。

退行性脊柱炎

退行性脊柱炎又称肥大性脊柱炎、增生性脊柱炎、老年性脊柱炎、脊椎骨关节炎等，指椎间盘退变狭窄，椎体边缘退变增生及小关节因退变而形成的骨关节病变。早期症状不明显，仅有酸痛乏力，或胀痛，腰部活动略有受限。外伤、劳累、着凉、不良姿势和体位等因素能使腰痛加剧，晨起或久坐起立时常出现明显腰痛，但活动后上述症状能显著减轻甚至消失。个别患者有束带感，腰痛常有一侧或双侧臀部至股后部放射痛。轻症患者无明显阳性体征。在发作期，病变节段有压痛，骶棘肌痉挛，肌张力增高伴压痛，腰椎平坦和腰部活动受限。

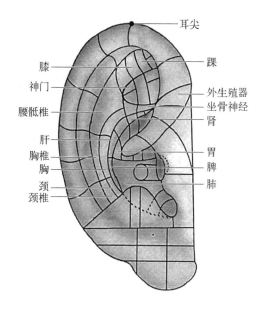

耳尖
膝
神门
腰骶椎
肝
胸椎
胸
颈
颈椎
踝
外生殖器
坐骨神经
肾
胃
脾
肺

本病属于中医学"腰背痛""骨痹"范畴。多为肾气亏虚，常感风寒湿邪，或久居湿地，腠理疏松，邪气滞留经络，或因受暴力、气血瘀阻、血脉凝涩，不得宣通而致。

【处方】

主穴：耳尖、颈椎、颈、胸、胸椎、神门、腰骶椎、坐骨神经、肾、外生殖器。

配穴：阴雨天加重者，加肺；气血虚弱者，加脾、胃；肝肾亏虚者，加肝；下肢疼痛、麻木者，加膝、踝。

【操作】

耳穴放血法：取双侧耳尖，常规消毒，一次性采血针点刺，挤出血液5～10滴，用干棉球稍加压迫即可，3天1次。

耳穴毫针法：取主穴4～5个，随症选取配穴，每次取一侧耳穴，左右耳交替，采用坐位或卧位进针。每穴直刺3～5毫米，留针20～30分钟。亦可接电针，疏密波，小电流。

耳穴埋针法：取主穴2～3个，随症选取配穴，每次取一侧耳穴，左右耳交替，每天自行按揉3～5次，留针3～5天。

耳压法：取主穴4～5个，随症选取配穴，用王不留行贴压，按压手法用对压法或直压法，每次取一侧耳穴，左右耳交替，2～3天换1次，10次为1个疗程，疗程间可休息5天。

【按语】

1.患者要避风寒，卧硬板床，适当进行腰部功能锻炼。

2.避免腰部负重，适寒温，长期弯腰工作者劳动时腰部宜用腰围固定，以保护腰椎的稳定性。

3.川断杜仲牛脊柱骨汤：川断30克，杜仲30克，牛脊柱骨500～750克，生姜5片。将川断、杜仲用水洗净，浸泡30分钟，然后放进瓦煲内，牛脊柱骨洗净，也放入瓦煲内，加水1 500毫升，先武火煲沸，再用文火煲约2小时，调入适量食盐便可食用。

强直性脊柱炎

强直性脊柱炎是一种主要侵犯脊柱、中轴骨骼和四肢大关节，并以椎间盘纤维环及其附近结缔组织纤维化和骨化及关节强直为病变特点的慢性炎症性疾病，其一般先侵犯骶髂关节，其后由于病变发展，逐渐累及腰、胸、颈椎，出现椎间关节间隙模糊，融合消失及椎体骨质疏松、破坏，韧带骨化终致脊柱强直或驼背固定。以脊柱强直、僵硬、弯曲、腰膝酸软、身体羸瘦、头晕、心悸、气短、面色少华，甚则丧失劳动能力为主要症状。

本病属于中医学"骨痹""肾痹""竹节风""龟背风""尪痹"范畴。与感受风寒湿热之邪、气血虚弱、脾虚湿盛、肾精亏虚等有关，为本虚标实之证，肝肾亏虚为本，寒湿、瘀血为标；病位在脊柱，与肾和督脉关系密切，涉及肝脾。

【处方】

主穴：颈椎、颈、胸椎、腰骶椎、交感。

配穴：疼痛重者，加神门；阴雨天加重者，加脾、肺；体倦乏力、肢体酸楚者，加脾、肝；头晕、心悸、气短、面色少华者，加脾、胃。

【操作】

耳压法：取主穴3～5个，随症选取配穴，用王不留行贴压，按压手法以对压或直压法为主。左右耳交替。5天换1次，10次为1个疗程，疗程间可休息3～5天。

耳穴毫针法：取主穴3～5个，选取配穴1～2个，每次取一侧耳穴，左右耳交替，卧位进针，每穴直刺3～5毫米，留针20～30分钟。

耳穴埋针法：取主穴3～4个，选取配穴1～2个，每次取一侧耳穴，左右耳交替，每天自行按揉3～5次，留针3～5天。

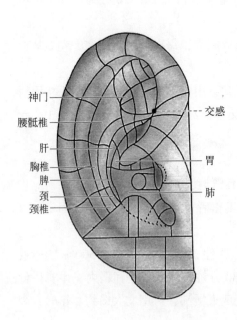

神门
腰骶椎
肝
胸椎
脾
颈
颈椎

交感
胃
肺

耳穴放血法：取主穴 2～3 个，随症选取配穴 1～2 个，常规消毒后，对所选腧穴进行点刺，挤出血液 10～20 滴，用干棉球稍加压迫即可。一般 3 天 1 次，疼痛、眩晕症状严重者可每天 2 次。

灸耳法：取主穴 3～4 个，随症选取配穴 1～2 个，每次取一侧耳穴，左右耳交替，将点燃的艾条对准所选的耳穴，以患者感到温热为度，共计施灸 5 分钟，隔天 1 次，10 次为 1 个疗程。

【医案】

田某，女，27 岁，1999 年 2 月 17 日初诊。腰背强痛不适 1 年余。1 年来常觉腰酸、腰背疼痛不适，腰部活动不利，倦怠乏力，久行或久坐后加重，晨起觉腰部僵硬，活动后可缓解，且全身畏冷，手足冰凉，膝盖以下尤甚，月经常错后 5～7 天，痛经，经量少，色紫暗，经中西医治疗，症状逐渐加重，后于北京、上海等大医院就诊，查血 HLA-B27 阳性，X 线片示腰骶髂关节损害。诊断为强直性脊柱炎，服西药治疗，效果不佳。刻诊：腰背部疼痛，转侧有牵扯痛，精神倦怠，面色苍白，畏寒肢冷，遇风冷则加剧，查按压腰骶部有压痛，纳可，寐差，舌淡胖，苔薄中间微黄，边有齿痕，脉沉细。其父母均患强直性脊柱炎。证属脾肾阳虚、寒湿痹阻，治以温阳散寒。

治疗：取腰背部阿是穴、后溪、委中、昆仑针刺，阿是穴拔罐；同时取颈椎、颈、胸椎、腰骶椎、脾、肾、肝，耳穴压豆。针刺每天 1 次，耳穴治疗 5 天 1 次。治疗 15 天，疼痛、腰部僵硬症状减轻；治疗 1 个月，诸症显著减轻。

【按语】

1. 患者要保持良好的生理姿势，坐位时要挺胸收腹，避免懒散的驼背姿势。行走时保持直立姿势，不要弓腰、叩肩、探头。睡硬板床，不睡软床，卧睡不得侧卧、弓腰、屈膝。

2. 饮食上要富含蛋白质和维生素，少食动物脂肪，骨质疏松者应加钙剂和鱼肝油。

3. 做矫形操，即深呼吸运动和扩胸运动，两者都有扩展胸廓，预防肋椎关节强直，增加肺活量的作用，间接起到预防驼背的作用，还可以练太极拳。

4. 熏蒸疗法：药用桂枝、防风、伸筋草、透骨草、川乌、草乌各 30 克，川芎、牛膝、红花各 50 克。用熏蒸治疗床，将诸药放入电热锅内，加水 2 000 毫升，加热煮沸 20 分钟后，患者仰卧于熏蒸治疗床上，对病变部位熏蒸，温度 40～45℃，以患者耐受为宜，每次 30 分钟。

臀上神经痛

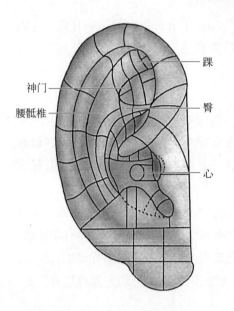

臀上神经痛是臀上神经受到压迫、水肿，致使神经周围的组织发生炎性改变的一种病症。主要表现为患者臀部疼痛剧烈，拒按，不能弯腰，卧床后患者常以健侧着床，甚者下肢不能外展、内旋、前屈、后伸。臀部肌肉强直，有明显压痛点。可发生于单侧或双侧。

本病属于中医学"痹证"范畴。多由臀部感受寒湿之邪，寒性收引，湿性重浊，致臀部气血运行不畅，臀部筋肉失去气血的濡养而发病。

【处方】

臀、腰骶椎、踝、神门、心。

【操作】

耳压法：上述耳穴交替使用，每次取 4～5 个，用王不留行贴压，按压手法以对压或直压法为主。左右耳交替。5 天换 1 次，10 次为 1 个疗程，疗程间可休息 3～5 天。

耳穴毫针法：上述耳穴交替使用，每次取 4～5 个，每次取一侧耳穴，左右耳交替，卧位进针，每穴直刺 3～5 毫米，留针 20～30 分钟。

耳穴埋针法：上述耳穴交替使用，每次取 4～5 个，每次取一侧耳穴，左右耳交替，每天自行按揉 3～5 次，留针 3～5 天。

【按语】

1. 避免腰、臀部感受风寒湿邪，适当参加体育活动，平时注意保护腰部和患肢。

2. 局部配合按摩治疗。

3. 温熨法：食盐 500 克，布包，放于微波炉内 3 分钟，热敷腰部、臀部。

梨状肌综合征

梨状肌综合征是梨状肌充血、水肿、痉挛、肿胀、增生、肥厚刺激压迫坐骨神经而导致的坐骨神经嵌压综合征。主要表现为以患侧的臀部疼痛为主，并出现下肢坐骨神经走行位置的放射性"刀割样"疼痛，伴有大腿外侧的麻木感，可因劳累或外感风寒湿邪而加重，严重者可出现跛行。在梨状肌的体表投影处（自尾骨端至髂后上棘连线的中点与股骨大转子顶部连线处）有明显压痛，可触及条索状结构，肌腱变硬，韧性降低。多由下肢扭挫伤、久站、久蹲，或感受寒湿之邪，致梨状肌过度牵拉持续性紧张、痉挛，梨状肌增厚、粘连等，形成质硬条索样肿块，压迫坐骨神经而致。

本病属于中医学"痹证"范畴。多由寒湿之邪侵犯人体后，气血运行不畅，阻于臀部，不通而痛，或腰、腿部受伤，或劳累过度，气血受损，气虚则运血无力，导致臀腿部筋肉失养而发病。

【处方】

臀、腰骶椎、肾上腺、坐骨神经、外生殖器、神门。

【操作】

耳压法： 上述耳穴交替使用，每次取 4～5 个，用王不留行贴压，按压手法以对压或直压法为主，左右耳交替，5 天换 1 次。

耳穴毫针法： 上述耳穴交替使用，每次取 4～5 个，每次取一侧耳穴，左右耳交替，卧位进针，每穴直刺 3～5 毫米，留针 20～30 分钟，每天 1 次。

耳穴埋针法： 上述耳穴交替使用，每次取 4～5 个，每次取一侧耳穴，左右耳交替，每天自行按揉 3～5 次，留针 3～5 天。

【医案】

邢某，男，40 岁，2021 年 11 月 17 日初诊。右臀部、股部后侧疼痛 2 月余。患者 2 个月前因健身深蹲出现右臀部疼痛，曾于他院骨科就诊，诊断为梨状肌综合征，行膏药外敷、西药内服，疼痛减轻。刻诊：形体适中，精神可，右臀部酸痛较剧，股部后侧疼痛，走路时疼痛加重，平躺、前俯坐位疼痛减轻，纳眠可，二便调。舌淡红，中线有裂纹，苔薄白。臀部触及梭状物，且压痛明显，梨状肌试验阳性。诊断为痹证，证属瘀血

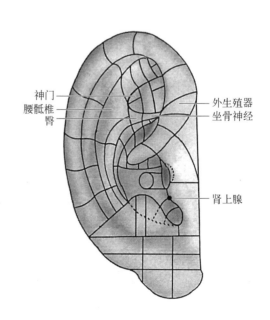

阻络，治以活血化瘀、通络止痛。

治疗：①耳穴，取腰骶椎、臀、神门、心、坐骨神经和外生殖器，双耳王不留行贴压，每天饭后、睡前各按压1次，5天换1次，2次贴压之间间隔2天。②针刺，取 $L_3 \sim L_5$ 华佗背俞穴、右侧臀部阿是穴、承山、金门。操作：$L_3 \sim L_5$ 华佗背俞穴施以提插补法，阿是穴施以扬刺法，余穴施以提插泻法。留针20分钟。治疗1次后，疼痛即明显减轻。又治疗6次，疼痛消失，行耳穴贴压巩固疗效。

【按语】

1. 早期患者要严格卧床休息，减少患肢及臀部的活动。

2. 缓解期进行腰、臀部肌肉的功能锻炼。

膝骨关节炎

膝骨关节炎是一种以关节软骨的变性、破坏及骨质增生为特征的慢性关节病，又称增生性膝关节炎、老年性膝关节炎。主要表现是关节疼痛和活动不灵活。以中老年发病最常见，女性多于男性。

本病属于中医学"骨痹""痛痹""鹤膝风"范畴。多因人到中年后，肝肾渐亏，筋骨失养，不荣则痛；加之风寒湿邪乘虚侵袭留驻关节，或跌仆扭伤，导致骨脉瘀滞不通而发病。

【处方】

腰骶椎、膝、肾上腺、神门、肾、心。

【操作】

耳压法： 上述耳穴交替使用，每次取4～5个，用王不留行贴压，按压手法以对压或直压法为主，左右耳交替，5天换1次。

耳穴毫针法： 上述耳穴交替使用，每次取4～5个，每次取一侧耳穴，左右耳交替，卧位进针，每穴直刺3～5毫米，留针20～30分钟，每天1次。

耳穴埋针法： 上述耳穴交替使用，每次取4～5个，每次取一侧耳穴，左

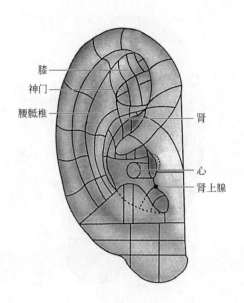

膝
神门
腰骶椎
肾
心
肾上腺

右耳交替，每天自行按揉 3～5 次，留针 3～5 天。

【按语】

1. 平时要饮用牛奶（少量多次），多晒太阳，必要时补充钙剂。

2. 应调整劳动强度或更换导致症状加重的工作，如剧烈运动、爬山、长时间蹬自行车、爬楼梯、车工、钳工、纺织工等。

3. 食疗方：补骨脂、怀牛膝各 30 克、猪蹄 500 克，洗净加水适量，同煮至猪蹄熟软，喝汤吃肉。

踝关节扭伤

踝关节扭伤是踝关节周围的肌腱、韧带、血管损伤，但没有骨折、脱臼的发生。主要表现为扭伤部位疼痛剧烈，关节屈伸不利，局部压痛，立即出现红肿，第 2 天见发青、发紫等颜色改变，严重者出现跛行步态。根据扭伤部位分为内翻扭伤和外翻扭伤两类，以内翻扭伤多见。可发生在任何年龄阶段。

本病属于中医学"伤筋"范畴。多为踝部扭伤闪挫，气血凝滞，经脉不通，不通而痛。踝部瘀血长期阻滞，造成气血亏虚，筋脉失于濡养，不荣而痛。

【处方】

腰骶椎、踝、神门、心。

【操作】

耳压法：上述耳穴，每次取一侧耳穴，左右耳交替，用王不留行贴压，按压手法以对压或直压法为主。左右耳交替。5 天换 1 次，10 次为 1 个疗程，每个疗程间可休息 3～5 天。

耳穴毫针法：上述耳穴，每次取一侧耳穴，左右耳交替，卧位进针，每穴直刺 3～5 毫米，留针 20～30 分钟。

耳穴埋针法：上述耳穴，每次取一侧耳穴，左右耳交替，每天自行按揉 3～5 次，留针 3～5 天。

【按语】

1. 踝关节扭伤先用冷敷止血，24 小

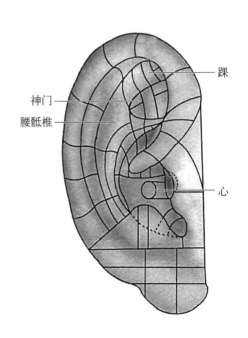

踝

神门

腰骶椎

心

时后予以热敷，促进瘀血消散。

2. 扭伤后踝关节要限制活动，时间长者可配合踝关节按摩。走路、上下楼梯时应预防再次扭伤。

第六节　外科

血栓闭塞性脉管炎

血栓闭塞性脉管炎简称脉管炎，是一种以周围动脉和静脉发生炎症和闭塞为特点的疾病，本病主要累及四肢除大动脉、大静脉以外的中、小动静脉，尤以下肢为甚。大多发生在青壮年男性有严重吸烟者身上。临床主要表现为下肢的间歇性跛行、疼痛，疼痛多从大腿开始，逐渐蔓延至小腿、足背部，稍微活动后疼痛减轻。初期患者肢体发凉、怕冷、酸痛，进而下肢特别是足部发热，后期皮肤脱屑、变为黑紫色。

本病属于中医学"脱疽"范畴。多因寒湿从下侵犯人体，郁久化热，气血受阻不通，形成瘀血，瘀血又阻滞气血的运行，致气血两虚，筋脉失养而发病。

【处方】

主穴：心、肺、肝、脾、交感、神门。

配穴：随症配合病变相应部位反应点或敏感点。

【操作】

耳压法：取所有主穴及病变相应部位配穴，采用王不留行贴压。按压手法以对压法和直压法为主，每次贴压一侧耳穴，两耳交替，3天换1次，10次为1个疗程，疗程间可休息5天。

耳穴毫针法：取主穴3～4个及相应部位配穴，卧位进针，每穴直刺3～5毫米，留针20～30分钟。也可接电针，疏密波，小电流。

熨耳法：选用身痛逐瘀汤作为药物，布包加热后对耳郭温熨。每次温熨10分钟，也可用此方温熨下肢患病部位10分

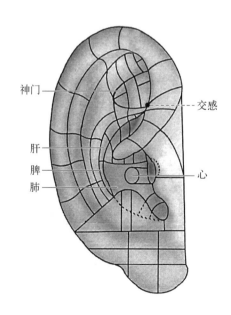

钟。每天 1 次，10 天为 1 个疗程。

耳穴埋针法：取主穴 3～4 个及病变相应部位配穴，每次取一侧耳穴，左右耳交替，每天自行按揉 3～5 次，留针 3～5 天。

【按语】

1. 患者要戒烟戒酒，加强患肢的锻炼，可以坚持做足疗，晚间下肢垫高。

2. 药物外洗方：独活、羌活、桑枝、延胡索、夜交藤、川牛膝、杜仲、防风、郁金、狗脊各 15 克，伸筋草、透骨草、艾叶各 30 克。水煎外用，药水热浴，尽量使药水从足淋至膝关节上。每天 1 次，每次 30 分钟，15 次为 1 个疗程，连续治疗 3 个疗程。

手术后腹胀

手术后因胃、肠平滑肌出现不同程度的麻痹，使患者感到腹部胀满，甚者可因膈肌上升而影响呼吸，并可出现肺部并发症。严重腹胀者，还可影响吻合口和腹壁创口的愈合。本病多发于腹腔、盆腔或脊椎等手术后，由于胃肠道受刺激或支配胃肠的神经受刺激而反射性地引起胃肠蠕动抑制，或因水、电解质平衡紊乱而致血钾过低使蠕动减弱。

本病属于中医学"腹胀"范畴。因手术而致胃肠气机逆乱，升降失和，传导功能障碍而发病。

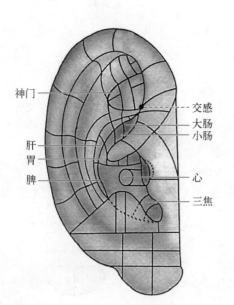

神门 —
肝 —
胃 —
脾 —
交感 —
大肠 —
小肠 —
心 —
三焦 —

【处方】

主穴：刀口部位反应点、大肠、小肠、脾、胃、交感、三焦。

配穴：痛甚者，加神门；烦躁者，加心、肝。

【操作】

耳压法：取主穴及相应配穴，在穴区探得敏感点后，用王不留行贴压，用直压或对压手法，宜强刺激，每穴按压 30～60秒。3 天换 1 次，两耳交替，直至症状缓解。

耳穴毫针法：取主穴 3～4 个，并随症选取配穴 1～2 个，每次取一侧耳穴，左右耳交替，采用卧位进针。每穴直刺 3～5 毫米，留针 20～30 分钟。亦可接电针，连续波，小电流。

耳穴按摩法：取以上主穴和配穴，进行点按，每次按压间隔约 0.5 秒，反复持续点压，使之产生轻度痛胀感。点压用力不宜过重，以胀而不剧痛、略感沉重刺痛为宜。每次每个穴位点压 20～30 下，一般每天点压 3～5 次。

【按语】

1. 耳压法治疗本病有较好的疗效，有的在未拔针时肠蠕动增强而出现排气；有的虽未排气但自觉出现肠鸣音后腹胀即缓解；亦有少数患者未觉肠蠕动增加而腹胀减轻。如与针刺体穴足三里、内关、公孙等穴相配合效果会更佳。为避免胃肠道发酵、胀气，急性期应忌食牛肉、地瓜等易产气食物，并尽量减少蔗糖的摄入。

2. 砂仁粳米粥：粳米 60 克，砂仁细末 5 克，将粳米加水煮粥，待熟后调入砂仁末，再煮 2 分钟即可，早、晚服用。每天 1 剂，分 2 次热服，10～15 天为 1 个疗程。

手术后切口痛

本症是手术后最常见的并发症之一，疼痛的情况因手术的种类和部位不同而各异，一般在手术后 2～3 天内比较明显。以腹部手术而言，手术后切口痛实际上包括腹壁创口疼痛和腹内损伤、粘连、腹膜炎等引起的疼痛。

【处方】

手术切口相应部位反应点、皮质下、神门、心、肺。

【操作】

耳压法：取上述耳穴，用王不留行贴压，行直压或点压刺激手法，每次取一侧耳穴，双耳交替，4～5 天换 1 次，10 次为 1 个疗程（大便前按揉下腹部有助于排便）。

耳穴埋针法：取穴 2～3 个，取一侧耳穴，两耳交替，每天自行按揉 3～

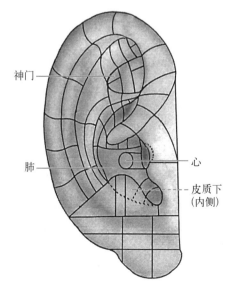

4 次，留针 3～5 天。

耳穴毫针法：取上述耳穴，卧位进针，每穴直刺 3～5 毫米，留针 20～30 分钟。可同时接电针，连续波，小电流。

【按语】

1. 耳穴疗法对创口的锐痛止痛效果较好，腹内或切口深部的胀痛止痛效果较差。

2. 耳穴毫针法治疗时，强刺激，留针 1～2 小时，每天 1～2 次。

泌尿系结石

泌尿系结石又称尿石症，是泌尿系统各部位结石病的总称，分为肾结石、输尿管结石、膀胱结石、尿道结石。主要临床表现为腰腹绞痛、血尿，或伴有尿频、尿急、尿痛等泌尿系统梗阻和感染的症状。急性发作时腰腹部突发剧痛，向少腹及外阴放射，常伴有血尿，有时从尿中排出结石。结石梗阻可导致肾内压增加、肾功能障碍，甚至发展为尿毒症。

本病属于中医学"砂淋""石淋""血淋"范畴。由于饮食肥甘，湿热郁积于下焦，煎熬尿液而成结石；或情志不舒，肝气郁结，郁久化火，移热于下焦，煎熬尿液结成砂石。

【处方】

主穴：肾、膀胱、输尿管、尿道、三焦。

配穴：湿热下注者，加交感；气机郁结者，加肝；腰腹痛甚者，加神门、皮质下。

【操作】

耳压法：按结石发生部位取主穴，随症选取配穴 1～2 个，采用王不留行贴压。以直压法和对压法为主，急性期疼痛剧烈者宜强刺激。每次贴压一侧耳穴，两侧交替，2～3 天换 1 次，10 次为 1 个疗程，每个疗程间隔 3～5 天。

耳穴毫针法：取主穴 3～4 个，随

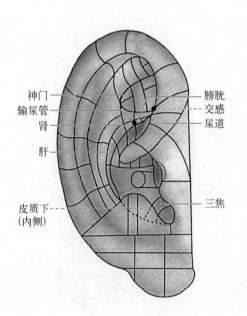

神门
输尿管
肾
肝

膀胱
交感
尿道

皮质下
（内侧）

三焦

症选取配穴 1～2 个，每次取一侧耳穴，左右耳交替，采用卧位进针。每穴直刺 3～5 毫米，留针 20～30 分钟。亦可接电针，疏密波，小电流。

【按语】

1. 耳穴疗法治疗尿石症，有一定的疗效，并能起到预防肾绞痛，有溶石的作用，可以作为辅助疗法，坚持治疗，疗效肯定。患者应尽量多饮水，饮水量每天不少于 2 升，每 4 小时饮水 250 毫升，再加每餐 250 毫升，特别注意晚间饮一定的水。可以用磁化杯、磁化水和中药。

2. 患者应尽量戒烟酒，少吃辛辣和煎炸、烧烤的食品，少食豆腐、菠菜等含钙食物，多食核桃。

3. 食疗方：鸡内金粉 10 克、薏米 250 克，将薏米洗净，加入鸡内金粉，共同煮粥，食用时加入红糖 2 匙，和匀后随意食之，10～15 天为 1 个疗程。

阑尾炎

阑尾炎是指阑尾由于多种因素而形成的炎性改变，是外科常见病之一，有急、慢性两种，多见于青壮年。急性阑尾炎的主要症状为转移性右下腹疼痛。发病初期，在上腹部或脐周穴发持续性疼痛，阵发性加剧，数小时至十几小时后转移至右下腹部，或伴有恶心呕吐，腹泻或便秘，右下腹肌紧张，有明显的压痛、反跳痛等腹膜刺激征，下肢阑尾穴或上巨虚穴处出现压痛点。慢性阑尾炎主要表现为右下腹间歇性轻度疼痛，右下腹局限性压痛。

本病属于中医学"肠痈"范畴。多由饮食不节，寒湿不适，情志失调，肠道蛔虫等因素，胃肠气血运行失常，气滞血瘀，湿热内蕴，血败肉腐而发病。慢性阑尾炎可以参照本病治疗。

【处方】

主穴： 胃、大肠、小肠、阑尾、三焦、肾上腺。

配穴： 发热者，加耳尖；腹痛甚者，加神门、皮质下。

【操作】

耳压法： 取主穴 4～5 个，随症选取配穴 1～2 个，采用王不留行贴压。以直压法和对压法为主，急性期疼痛剧烈者宜强刺激。每次贴压一侧耳穴，两侧交替，2～3 天换 1 次，10 次为 1 个疗程，疗程间间隔 3～5 天。

耳穴毫针法： 取主穴 4～5 个，并随症选取配穴 1～2 个，每次取一侧耳穴，左右耳交替，采用卧位进针。每穴直刺 3～5 毫米，留针 20～30 分钟。亦可接

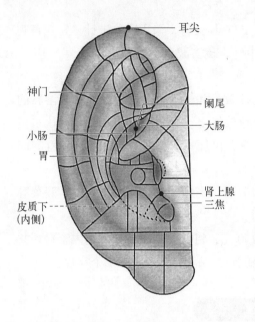

耳尖

神门

小肠

胃

皮质下
(内侧)

阑尾

大肠

肾上腺
三焦

电针，疏密波，小电流。

耳穴放血法：取主穴2～3个，随症选取配穴1～2个，常规消毒后，一次性采血针点刺，挤出血液5～10滴，用干棉球稍加压迫即可，急性者每天1次，慢性者2～3天1次。

【按语】

1. 对于急性阑尾炎耳穴疗法仅作为辅助治疗方法，对于慢性者可以作为有效的治疗方法。如果治疗无效应及时转外科就诊，急性阑尾炎在有条件的情况下，还是以手术治疗为主。

2. 增强体质，饮食讲究卫生，忌生冷和不节，及时治疗便秘及肠道寄生虫。

3. 桃仁薏苡仁粥：桃仁20克，薏苡仁30克，粳米100克，加水同煮，粥至极烂服用。

直肠脱垂

直肠脱垂为直肠黏膜、肛管、直肠全层和部分乙状结肠向下移位而脱出肛门外的一种疾病。长期便秘、慢性腹泻、前列腺增生引起排尿困难、慢性支气管炎引起慢性咳嗽等因素，均可致直肠脱垂。多发于幼儿、老年人、久病体弱及身高瘦弱者。女性因骨盆下口较大，多次分娩等因素，发病率高于男性。以直肠黏膜及直肠反复脱出肛门外，并伴随肛门松弛为主要特点，并有大便排不尽，肛门部下坠，下腹胀痛，尿频。直肠脱垂指肛管、直肠，甚至乙状结肠下端向下移位。只有黏膜脱出称不完全脱垂，直肠全层脱出称完全脱垂。如部分在肛管直肠内称为脱垂或内套叠，脱出肛门外称为外脱垂。

本病属于中医学"脱肛"范畴。多因素体虚弱，中气不足或劳则耗气，产育过多，大病、久病而致气虚失摄而发病。

【处方】

脾、胃、肾、大肠、小肠、肾上腺、膀胱、直肠、肛门。

【操作】

　　耳压法： 上述耳穴交替使用，每次取 4～5 个，采用王不留行贴压。以直压法和对压法为主，急性期疼痛剧烈者宜强刺激。每次贴压一侧耳穴，两侧交替，2～3 天换 1 次，10 次为 1 个疗程，每个疗程间隔 3～5 天。

　　耳穴毫针法： 上述耳穴交替使用，每次取 4～5 个，左右耳交替，采用卧位进针。每穴直刺 3～5 毫米，留针 20～30 分钟。

　　灸耳法： 上述耳穴交替使用，每次取 4～5 个，左右耳交替，将点燃的艾条对准所选的耳穴，以患者感到温热为度，共计施灸 5 分钟，隔天 1 次，10 次为 1 个疗程。

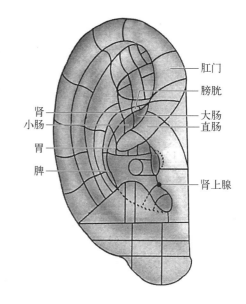

肛门
膀胱
肾
小肠
大肠
直肠
胃
脾
肾上腺

　　熨耳法： 选用升麻、党参、黄芪、白芍、炒白术、茯苓、肉苁蓉、肉桂各 10 克，布包加热，放置在耳郭处温熨。每次温熨 10 分钟。也可用此方温熨下腹部关元 10 分钟。3 天 1 次，10 次为 1 个疗程。

【按语】

　　1. 积极治疗慢性泄泻、便秘、咳嗽等疾病，防止腹压过度增高。避免负重远行、久立，加强体育锻炼，早晚做提肛运动，每次约 10 次。

　　2. 饮食宜清淡，多吃水果和蔬菜，勿食辛辣肥甘之品。同时调整好排便习惯，保持大便通畅。

　　3. 黄芪黄鳝红枣煲：鲜活黄鳝 200 克，切段，与黄芪 30 克、红枣 10 个同入砂锅，加适量水和植物油少许，小火煲煮烂熟，饮汤食肉。

　　4. 熏洗疗法：地肤子、地骨皮、枯矾、金银花各 15 g，煎水熏洗，每天 1 次。

痔

　　痔是指人体直肠末端黏膜下和肛管皮肤下静脉丛发生扩张和屈曲所形成的柔软静脉团。临床表现以出血、脱出、痒痛、便秘为主，可分为三期：Ⅰ 期，

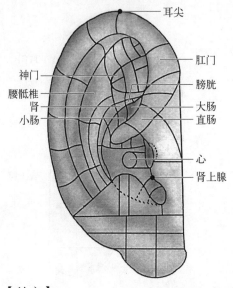

耳尖

肛门

神门

腰骶椎

肾

小肠

膀胱

大肠

直肠

心

肾上腺

无痛苦，主要以便血、分泌物多、痒为主；Ⅱ期，有便血，痔随排便脱垂，但能自行还纳；Ⅲ期（又称为晚期），内痔脱垂于肛门口外，或每次排便脱出肛门口外，不能自行还纳，必须用手托回。

本病多因素积湿热，过食炙煿；或因久坐而血脉不行，又因七情而过伤生冷，以负重，竭力远行，气血纵横，经络交错；又或酒色过度，肠胃受伤，以致浊气瘀血流注肛门而发病。

【处方】

主穴：肾、大肠、小肠、直肠、肛门、膀胱、腰骶椎、肾上腺。

配穴：痔疮出血者，加耳尖、心；肛门疼痛者，加神门。

【操作】

耳压法：取主穴4～5个，选取配穴1～2个，采用王不留行贴压。以直压法和对压法为主，急性期疼痛剧烈者宜强刺激。每次贴压一侧耳穴，两侧交替，2～3天换1次，10次为1个疗程，每个疗程间隔3～5天。

耳穴毫针法：取主穴4～5个，选取配穴1～2个，左右耳交替，采用卧位进针。每穴直刺3～5毫米，留针20～30分钟。

耳穴放血法：取主穴2～3个，选取配穴1～2个，常规消毒后，一次性采血针点刺，挤出血液5～10滴，用干棉球稍加压迫即可，急性者每天1次，慢性者2～3天1次。

【按语】

1. 耳穴疗法对本病有一定的治疗作用，手术是彻底治疗外痔的根本方法，外剥内扎术是治疗混合痔的重要方法。

2. 养成每天定时排便的习惯，临厕不宜久蹲努责，保持大便通畅；经常清洗肛门，并要保持干燥，饮食以清淡为主，多吃蔬菜水果，避免辛辣刺激性食物。

3. 加强肛门局部锻炼，每天早、晚各提肛120次。

4. 熏洗法：用于内痔及内痔脱出时，川椒、地肤子、黄柏各30克，将药物加水煮沸，先熏后洗，或湿敷肛门。

第七节　皮肤科

荨　麻　疹

　　荨麻疹是指因各种因素致使皮肤黏膜血管发生暂时性炎性充血与大量液体渗出，从而造成局部水肿性损害的病症。患者可表现为皮肤反复出现，来去迅速的风疹团，剧痒，退后不留痕迹，可伴有发热、腹痛、腹泻或其他全身症状。

　　本病属于中医学"风疹块""瘾疹""赤白游风"等范畴。多因饮食不节，过食荤腥醇酒、膏粱厚味，损伤脾胃，而致运化失常，湿热内积；或身体素弱，卫外不固；或阴血不足，肤失濡养，风寒湿热侵入皮肤腠理而致。

【处方】

　　主穴： 肺、风溪、肾上腺、内分泌、神门。

　　配穴： 急性发病且病情严重者，加耳尖、耳背沟；胃肠道症状者，加胃、脾、大肠、小肠。

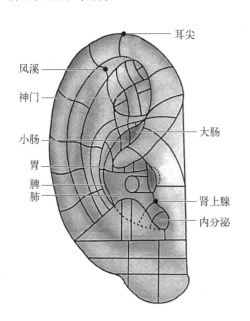
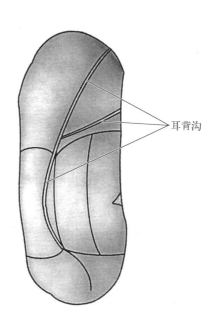

【操作】

耳压法：取主穴 3～4 个，并随症选取配穴，用王不留行贴压，按压手法以对压或直压法为主，宜用较强刺激，可双侧同取或两耳交替，3 天换 1 次，5 次为 1 个疗程，每个疗程间隔 1～2 天。

耳穴毫针法：取主穴 3～4 个，并随症选取配穴，一般采用坐位，初诊者精神紧张惧痛、怕针或病重体弱者，可选用卧位进针。每穴一般直刺 3～5 毫米，留针 20～30 分钟。两耳交替，每天 1 次。

耳穴放血法：取主穴 2～3 个，随症选取配穴 1～2 个，常规消毒后，对所选腧穴进行点刺，挤出血液 10～20 滴，用干棉球稍加压迫即可。3 天 1 次，疼痛症状严重者可每天 2 次。

【按语】

1. 患者要避免强烈抓搔患部，不用热水烫洗，不滥用外用药物。忌食海鲜发物，不吃辛辣刺激性食物，多吃些新鲜蔬菜和水果，不饮酒，戒烟。

2. 有的患者为过敏体质，对氧化锌胶布过敏，可改用脱敏胶布贴压。

湿　疹

湿疹是一种临床常见的过敏性炎症性皮肤病。表现为自觉剧烈瘙痒，皮损多形性、红斑、丘疹、丘疱疹或水疱密集成片，易渗出，边缘不清，周围散在小丘疹、丘疱疹，常伴糜烂、瘢痕，如继发感染，可出现脓疱或脓痂。亚急性湿疹主要是急性湿疹炎症减轻后，仍有剧烈瘙痒，皮损以丘疹、结痂和鳞屑为主，可见少量丘疱疹，轻度糜烂。慢性湿疹表现为患处皮肤浸润肥厚，表面粗糙，呈暗红色或伴色素沉着，皮损多为局限性斑块，常见于手足、小腿、肘窝、乳房、外阴、肛门等处，边缘清楚。本病可发生于任何年龄、任何部位、任何季节，但常在冬季以后复发或加剧，发病率呈上升趋势，这可能与气候环境变化、大量化学制品在生活中的应用、精神紧张、生活节奏加快、饮食结构改变均有关系。

本病属于中医学"浸淫疮""旋耳疮""绣球风""四弯风""奶癣"范畴。多为脾失健运，湿邪内阻，蕴湿生热，复感风、湿、热邪，内外相搏，充于肌肤，浸淫皮肤而发病。

【处方】

主穴：病变相应部位耳穴、风溪、耳尖、肺、脾、肝、肾、三焦。

配穴：急性发病且病情严重者，加耳背沟；瘙痒剧烈者，加神门、皮质下、肾上腺。

【操作】

耳穴放血法：①取双侧耳尖，常规消毒，一次性采血针点刺，挤出血液5～10滴，用干棉球稍加压迫，2～3天1次。②取主穴2～3个，随症选取配穴，对所选腧穴进行点刺，挤出血液10～20滴，用干棉球稍加压迫。每次取一侧耳穴，双耳交替，急性期每天1次。

耳穴毫针法：取主穴4～5个和随症选取配穴，卧位进针，每次取一侧耳穴，左右耳交替，采用卧位进针。每穴直刺3～5毫米，留针20～30分钟。亦可接电针，疏密波，小电流。

耳压法：取主穴4～5个，随症选取配穴，用王不留行贴压，按压手法以对压或直压法为主，宜用较强刺激。

【医案】

杨某，女，72岁，退休，2018年4月25日初诊。双手背、项部和脑后红色斑点间作3年。曾经西医诊断为湿疹，中西药物治疗时轻时重。刻诊：形体适中，神疲乏力，面色少华，双手背、项部、颅脑反复出现红色斑点，左耳垂时轻时重，纳少，眠差，不能入睡，大便正常，每天1次。舌淡少苔，脉细。胃下垂病史20年余，对小麦、大米等食物过敏。诊断为湿疹，证属肺脾气虚，治以健脾益气、补益肺气。

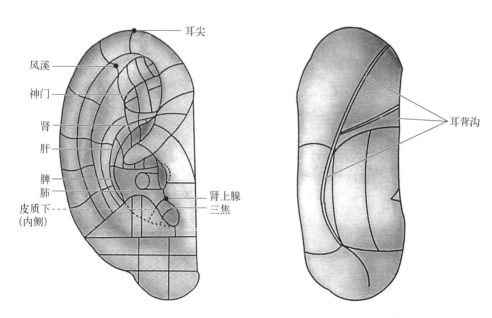

治疗：①耳穴，取神门、胃、心、肺、脾、皮疹相应部位耳穴，双耳王不留行贴压，每天饭后、睡前各按压1次，5天换1次，2次贴压之间间隔2天。②针刺，取三神穴、印堂、人迎、扶突、内关、神门、曲泽、列缺、腹部四募穴、髀关、风市、阴陵泉、阳陵泉、足三里、太冲、太白、太溪、足临泣、皮损部位阿是穴。操作：三神穴施以单氏舒适化调神针法，印堂施以捻转泻法，人迎、扶突施以导气法，内关、神门直刺得气为度，列缺施以捻转补法，髀关、风市施以提插泻法，阳陵泉、足三里施以提插泻法，阴陵泉、太冲、太白、太溪施以捻转补法，足临泣、皮损部位阿是穴（平刺）施以捻转泻法，腹部四募穴疾刺疾出不留针，余穴留针20分钟。每周治疗2次。③中药，金银花、苦参、地骨皮、贯众各30克，水煎，适度浓缩，放于喷洒壶内，每天1～2次喷于患处皮肤，自然晾干。2018年4月28日：第三次复诊，2次治疗后皮损处瘙痒明显减轻，睡眠质量提升，双下肢行走有力。舌尖红，苔薄白，脉数。继续治疗。2018年6月10日：经过2月余的治疗，患者发作程度逐渐减轻，次数逐渐减少，现皮损部结痂，呈暗褐色。嘱患者饮食有节、起居有常，少食鱼虾、辛辣之品，忌酒以免复发。

【按语】

1. 尽可能找到病因，隔绝过敏原，避免再刺激。消除精神紧张因素，避免过于疲劳，劳逸结合。忌食辛辣刺激的食物、烟酒，保持大、小便通畅。

2. 居住条件要干爽、通风，在治疗期间，病灶不宜热水烫洗或者肥皂等洗浸。

3. 绿豆粥：绿豆60克，糯米30克，红糖适量。水煮绿豆、糯米成粥，加入红糖即可食用。

带状疱疹

带状疱疹是由水痘——带状疱疹病毒所引起的，以沿单侧周围神经分布的簇集性小水疱为特征的病症。患者在发病前常伴有轻度发热，疲倦乏力，食欲不振，全身不适等症状，亦可直接出现皮疹；皮疹多沿某一周围神经分布，排列成带状，出现于身体的一侧，好发于肋间神经、颈神经、三叉神经及腰神经分布区域，常有神经痛，有些患者在皮疹完全消退后仍遗留神经痛。

本病属于中医学"缠腰火丹""蛇丹""蛇串疮"等范畴，俗称"蜘蛛疮"。多因肝胆火盛，湿热内蕴，或感受时邪后，湿热相搏于皮肤而发病。

【处方】

　　主穴：病变相应部位耳穴、耳尖、肺、风溪、肝、胰胆。

　　配穴：急性发病且病情严重者，加耳背沟；疼痛剧烈者，加神门、皮质下。

【操作】

　　耳压法：取主穴及相应配穴，用王不留行贴压，按压手法以对压或直压法为主，宜用较强刺激，耳尖用放血方法。急性期（1周内）双侧同取，缓解期（2周到3个月）和后遗症期（3个月后）两耳交替，3天换1次，5次为1个疗程，每个疗程间隔1～2天。

　　耳穴毫针法：取主穴和配穴，卧位进针，每次取一侧耳穴，左右耳交替，采用卧位进针。每穴直刺3～5毫米，留针20～30分钟。亦可接电针，疏密波，小电流。

　　耳穴刺血疗法：取主穴和配穴，常规消毒后，对所选腧穴进行点刺，挤出血液10～20滴，用干棉球稍加压迫即可。一般每天1次，疼痛症状严重者可每天2次。

【医案1】

　　杨某，女，66岁，2020年12月30日初诊。右侧头面、颈、前胸现水疱并疼痛30天，口角向左歪斜伴流泪3天。患者1个月前右侧头面、颈、前胸现水疱并疼痛，疱疹呈节状分布，皮损未超过身体中线，经住院治疗14天，疱疹基本消失、皮色变暗、疼痛缓解。近3天来，口角右歪、左眼流泪。刻诊：形

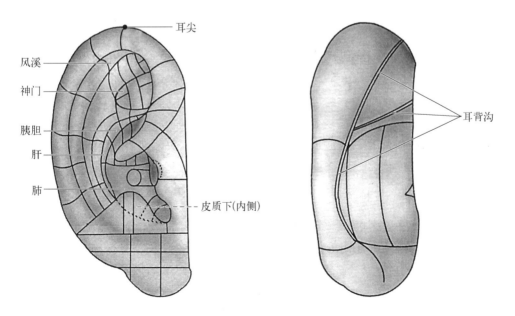

体适中，精神可，面色有华，右侧头面、颈、前胸皮损处呈褐色伴疼痛，右侧额纹变浅，右眼闭合不全，流泪，视物不清，右侧鼻唇沟变浅，口角向左歪斜，耳鸣，口苦，口干，咀嚼困难，纳眠差（因疼痛），小便频，大便可。舌红、有红点，苔薄白，脉弦。诊断为蛇串疮、面瘫，证属气血亏虚证、瘀血阻络证，治以补益气血、活血通络。

治疗：①耳穴，取神门、面颊、颈、胸、心、脾、胃、肝、肺，两耳交替使用，王不留行贴压，每天饭后、睡前各按压 1 次，5 天换 1 次，2 次贴压之间间隔 2 天。②针刺，取右侧头维、阳白、太阳、下关、迎香、地仓、颊车、夹承浆、风池、阿是穴多处以及双侧合谷、太冲、内庭、足三里、阳陵泉、三阴交、公孙，头面、项部腧穴施以捻转泻法，合谷、太冲施以导气法，内庭、足三里、阳陵泉施以提插泻法，三阴交、公孙施以捻转补法。留针 20 分钟，每周 3 次。2021 年 1 月 4 日二诊：疼痛明显减轻，闭目露睛、口角㖞斜缓解。2021 年 1 月 12 日三诊：耳穴贴压、针刺治疗第 10 次。面瘫主要症状闭目露睛、口角㖞斜基本消失，但皮损处仍有疼痛，以夜间 2 时左右为主，范围为右耳周围。针刺，侧卧位取右侧头维、角孙、悬颅、悬厘、头窍阴、翳风、太阳、下关、地仓、颊车及双侧合谷、内关，施以导气法。再俯卧位，取百会、项七针，百会施以捻转补法，项七针施以导气法。耳穴，取神门、心、胆、肝，王不留行贴压，每天饭后、睡前各按压 1 次。2021 年 1 月 18 日四诊：皮损处仍疼痛一两次，但较轻，持续 1 分钟。舌淡红，苔薄白，脉弦。患者告知，因疼痛不重，结束治疗。今巩固疗效，再针刺、耳穴治疗 1 次。

【医案 2】

冯某，男，62 岁，退休教师，2021 年 1 月 14 日初诊。右股内侧疱疹疼痛 20 天，疼痛加重 7 天。患者 21 天前右股内侧出现大小不等的疱疹，疼痛难忍，经他院就诊，诊断为"带状疱疹"，口服西药治疗后疱疹基本消失，但近 7 天疼痛加重。刻诊：形体适中，精神可，痛苦面容，右股内侧皮肤褐色，持续性疼痛而影响睡眠，纳可，二便调。舌淡暗，有裂纹，苔薄白，脉弦。有高血压病、冠心病病史，服西药治疗。诊断为蛇串疮，证属瘀血阻络，治以活血化瘀、通络止痛，兼以宁心安神。

治疗：①耳穴，取神门、腰骶椎、心、外生殖器，交替使用，应用 0.5 寸针灸针针刺，接电针，疏密波，留针 20 分钟。每周 3 次。②针刺，取疱疹皮损处、右侧血海、阴陵泉、三阴交、三太穴。操作：疱疹皮损处施以扬刺法，三太穴施以捻转补法，余穴施以提插泻法。每周 3 次。治疗后股部疼痛即明显减轻。应用上述方案治疗 2 周，疼痛消失。

【按语】

1. 耳穴治疗本病，止痛效果明显，并能增强睡眠及抗感染的能力。可以单独应用，也可以和体针、中药结合应用以提高疗效。

2. 外敷方：黄连、黄柏、黄芩、雄黄各 10 克，水煎，以纱布蘸药汁，敷于患处，每天 30 分钟。

3. 足疗法：一手持脚，另一手半握拳，食指弯曲。食指第 1 指间关节顶点施力，点按足部甲状腺、肺、胃、肝、胆、肾上腺、胸、胸部淋巴结等穴区。每个部位揉压 2 分钟，每天 1 次。

皮肤瘙痒症

皮肤瘙痒症是皮肤无原发性损害，仅以皮肤瘙痒为主的神经功能障碍性疾病。由于经常搔抓，患处可出现抓痕、血痂，日久皮肤增厚，皮纹增粗，发生色素沉着、苔藓化等继发性损害。饮酒之后、情绪变化、被褥过于温暖以及某些暗示，都可促使瘙痒发作或加重。好发于下肢，病程较长，冬季发病，春天好转。

本病属于中医学"风痒""痒风""血风疮"范畴。多因肝肾阴虚、血虚风燥，肌肤失养或因风湿蕴于肌肤不得疏泄而发病。

【处方】

病变相应部位耳穴、肺、肝、肾、肾上腺、皮质下、内分泌、风溪、耳尖。

【操作】

耳压法：取耳穴 4～5 个，轮流使用，用王不留行贴压，按压手法可用直压或对压法，采用强刺激，单侧取穴，两耳交替，3 天换 1 次，10 次为 1个疗程，每个疗程间隔 3～5 天。

耳穴毫针法：取耳穴 4～5 个，轮流使用，卧位进针。每穴直刺 3～5 毫米，留针 20～30 分钟。每天 1 次。

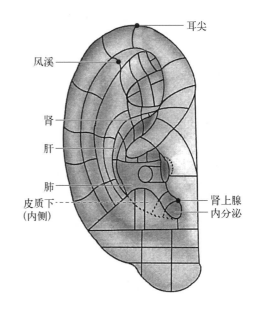

耳穴放血法：取双侧耳尖，常规消毒，一次性采血针点刺，挤出血液 5～10 滴，用干棉球稍加压迫即可，2～3 天 1 次。皮肤瘙痒甚者用此法，急则治其标。

【按语】

1. 避免过度搔抓瘙痒部位的皮肤，以防抓破皮肤，引起感染。避免用碱性强的肥皂洗浴，切忌热水烫洗。

2. 讲究卫生，内衣要用柔软宽松的棉织品或丝织品，不宜用毛织品，养成及时更换习惯。

3. 饮食宜清淡、富有营养，忌食辛辣刺激性食物，忌浓茶、咖啡，少食鱼虾、羊肉等发物。

黄 褐 斑

黄褐斑是一种以面部发生黄褐斑片为特征的皮肤病，由于形状类似蝴蝶，故又称为"蝴蝶斑"。本病多发于青壮年，以女性多见。发病机制主要与内分泌因素、服用某些药物及肝脏等一些器质性病变有关。

本病属于中医学"黧黑斑"范畴。多因情志失调，肝气郁结，或劳倦、房事过度，致使肾精亏虚，虚火上炎，气血不能荣华于面而发病。

【处方】

主穴：面颊、肺、肝、内分泌、神门。

配穴：月经不调或在经期内加重者，加内生殖器；气血郁滞者，加耳尖。

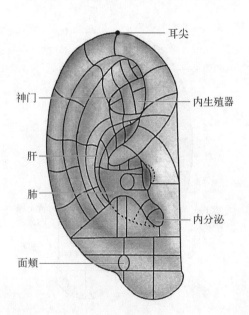

耳尖
神门
内生殖器
肝
肺
内分泌
面颊

【操作】

耳压法：取所有主穴及相应配穴，采用王不留行贴压，按压手法以对压或直压法按压，每次取一侧耳穴，双耳交替，3 天换 1 次，10 次为 1 个疗程，每个疗程间休息 3～5 天。

耳穴毫针法：取主穴 3～4 个，并随症选取配穴，每次取一侧耳穴，左右耳交替，采用卧位进针。每穴直刺 3～5 毫米，留针 20～30 分钟。

耳穴按摩法：取所有主穴及相应配穴，进行点按，每次按压间隔约 0.5 秒，反复持续点压，使之产生轻度痛胀感。点压用力不宜过重，以胀而不剧痛，略感沉重刺痛为宜。每次每个穴位点压 20～30 下，每天点压 3～5 次。

【按语】

1. 黄褐斑治疗时间较长，一般需 1～3 个月。病损皮肤面积较大者，则治疗时间更长。

2. 黄褐斑常在夏天日晒后加重，因此，患者在治疗中应避免暴晒和日光下直接晒。

3. 中药面膜：先洁面，磨砂去死皮，按摩 10～15 分钟，然后将中药面膜（赤芍 6 克、丹参 4 克、桃仁 3 克、红花 3 克、白及 5 克、白芷 5 克、僵蚕 5 克、丁香 4 克、茯苓 6 克、白术 6 克，研极细末）加乳剂基质配成霜剂，敷于面部 5～10 分钟，再上石膏粉，趁热敷面部 30 分钟。然后去膜，清洗面部。

雀　斑

雀斑是一种发生在面部的皮肤损害，呈斑点状，或芝麻状褐色或浅褐色的小斑点。最好发的部位是双颊部和鼻梁部，也可泛发至整个面部甚至颈部，是影响面部美观最为常见的原因之一。

本病多因精血不足，不能荣华于面，且阴虚火邪上炎，蕴蒸面部肌肤而发病。

【处方】

面颊、肺、肝、肾、脾、心、内分泌、皮质下、神门。

【操作】

耳压法：上述耳穴交替使用，每次取 4～5 个，采用王不留行贴压，按压手法以对压或直压法按压，每次取一侧耳穴，双耳交替，3 天换 1 次，10 次为 1 个疗程，每个疗程间休息 3～5 天。

耳穴毫针法：上述耳穴交替使用，每次取 4～5 个，每次取一侧

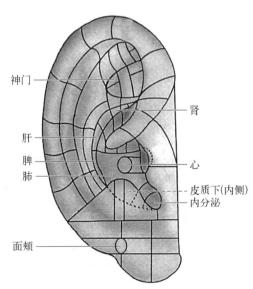

耳穴，左右耳交替，采用卧位进针。每穴直刺 3～5 毫米，留针 20～30 分钟。

耳穴按摩法：上述耳穴交替使用，每次取 4～5 个，进行点按，每次按压间隔约 0.5 秒，反复持续点压，使之产生轻度痛胀感。点压用力不宜过重，以胀而不剧痛、略感沉重刺痛为宜。每次每个穴位点压 20～30 下，每天点压 3～5 次。

【按语】

1. 选择合适的护肤品，少使用化妆品。

2. 注意饮食营养，多食含高蛋白和维生素的蔬菜，减少阳光下的活动。

3. 绿豆面膜：取绿豆 250 克，加水煮，开锅后用小火一直煮到绿豆皮全部漂起为止，将所有的绿豆皮捞出晾干，把干透的绿豆皮碾成粉末状，装入密封容器中待用。每晚用纯净水加 10 克左右的绿豆粉，调成糊状涂于面部，第二天清晨洗去，坚持 1 个月。

痤　疮

痤疮又称"青春痘""粉刺"，是男女青春期常见的一种毛囊及皮脂腺的慢性炎症，多发于颜面、胸背，可形成黑头粉刺、丘疹、脓疱、结节、囊肿等损害，常伴有皮质溢出。青春期以后，大多自然痊愈或减轻。

本病属于中医学"面疮""酒刺""暗疮"范畴。多因肺经风热，熏蒸于肌肤或过食油腻辛辣之品，脾胃蕴积湿热，外犯肌肤；或冲任不调，肌肤疏泄功能失畅而发病。

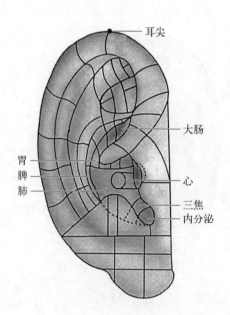

【处方】

主穴：病变相应部位耳穴、肺、大肠、脾、耳尖、内分泌。

配穴：痒甚者，加心；口臭者，加胃；面部红肿者，加三焦。

【操作】

耳压法：取主穴 2～3 个及相应配穴，用王不留行贴压，按压手法以对压或直压法为主，宜用较强刺激，可双侧同取或两耳交替，3 天换 1 次，5 次为 1 个疗程，每个疗程间隔 1～2 天。

耳穴放血法：取主穴 2～3 个，随症选取配穴 1～2 个，常规消毒后，对所选腧穴进行点刺，挤出血液 10～20 滴，用干棉球稍加压迫即可。每次取一侧耳穴，左右耳交替，2～3 天换 1 次。

【按语】

1. 患者生活起居不规律或熬夜易恶化，避免焦虑、烦躁情绪，同时戒烟酒，忌高脂肪、高糖饮食，不多食辛辣、燥热等刺激性的食物，宜多食蔬菜水果。

2. 绿豆薏苡仁汤：绿豆、薏苡仁各 30 克、山楂 10 克，加清水 500 克，泡30 分钟后煮开，沸几分钟后即停火，不要揭盖，焖 15 分钟即可食用。

眼　　袋

眼袋系下睑皮肤、皮下组织、肌肉松弛，眶后脂肪肥大，突出形成的袋状突起。眼袋的形成有诸多因素，遗传是重要因素，而且随着年龄的增长更加明显。常见于 40 岁以上的中、老年人，是人体开始老化的早期表现之一。

中医学无相应的病名，眼袋多因年高气血亏虚，筋脉失养而成。

【处方】

面颊、眼、屏间前、屏间后、肺、肝、肾、脾、心。

【操作】

耳压法：上述耳穴交替使用，每次取 4～5 个，采用王不留行贴压，按压手法以对压或直压法为主，每次取一侧耳穴，双耳交替，3 天换 1 次，10 次为 1 个疗程，每个疗程间休息3～5 天。

耳穴毫针法：上述耳穴交替使用，每次取 4～5 个，每次取一侧耳穴，左右耳交替，采用卧位进针。每穴直刺3～5 毫米，留针 20～30 分钟。

耳穴埋针法：取耳穴 2～3 个，每次取一侧耳穴，左右耳交替，每天自

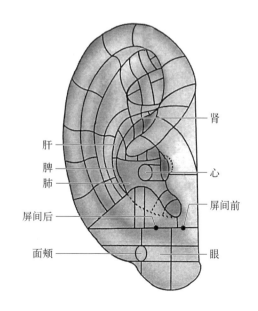

肾　肝　脾　肺　心　屏间前　屏间后　面颊　眼

行按揉 3~5 次，留针 3~5 天。

【按语】

1. 养成良好的生活、饮食、作息习惯，饮食富于营养，不挑食，戒烟少酒，不熬夜。

2. 眼睛周围的皮肤极薄，化妆或卸妆的时候，动作要轻柔。平时不要养成擦眼睛、眯眼睛、眨眼睛的坏习惯，阳光猛烈的时候要注意防护。

第八节 五官科

睑 腺 炎

睑腺炎，是指睑板腺或睫毛毛囊周围的皮脂腺受金黄色葡萄球菌感染所引起的急性化脓性炎症，以局部红、肿、热、痛，出现硬结及黄色脓点为主要临床表现。

本病属于中医学"针眼""土疳""土疡"范畴。多由外邪侵袭或内有郁火，上攻于目，热毒壅结于胞睑而发病。病位在目，常与肝、肺、脾有密切关系。

【处方】

主穴：耳尖、眼、屏间后、神门、肾上腺。

配穴：外感风热者，加肺；脾胃湿盛、肝胆火旺者，加肝、脾、小肠。

【操作】

耳穴放血法：① 取双侧耳尖，常规消毒，一次性采血针点刺，挤出血液5～10滴，用干棉球稍加压迫，2～3天1次。② 取主穴2～3个，辨证取配穴，对所选腧穴进行点刺，挤出血液10～20滴，用干棉球稍加压迫。每次取一侧耳穴，双耳交替，急性期每天1次。

耳压法：取所有主穴和辨证取配穴，采用王不留行贴压，每次取一侧耳穴，双耳交替，隔天换1次，贴压期间嘱患者自行按压3～5次。

耳穴毫针法：取主穴3～4个，并辨证取配穴，每次取一侧耳穴，左右耳交替，采用卧位进针。每穴直刺3～5毫米，留针20～30分钟。亦可接电针，疏密波，小电流。

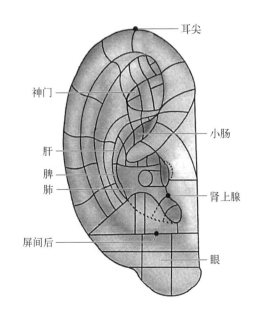

【按语】

1. 耳穴治疗本病疗效较好，但成脓后，宜转眼科行手术治疗。

2. 粒肿初起至酿脓期间，切忌用手挤压患处，以防脓毒扩散。

3. 刺络疗法：在肩胛区第 1～7 胸椎棘突两侧寻找红色丘疹或敏感点，用三棱针点刺，挤出黏液或血水（反复挤 6～8 次），也可点刺后拔罐，以提高疗效。

急性结膜炎

急性结膜炎又称急性卡他性结膜炎，俗称"红眼"或"火眼"，是一种常见的急性细菌性传染性眼疾，以明显眼结膜充血及大量黏液脓性分泌物为其主要特点，多发于春、秋两季。主要临床表现为畏光、流泪、眼部异物感、烧灼感、眼睑肿胀疼痛，结膜充血，分泌物增多，晨起尤著，常使上、下睑睫毛黏集成束。

本病属于中医学"天行赤眼""暴风客热症""天行赤热症"范畴。多因外感风热之邪，致经气阻滞，火郁不宣；或因饮食肥甘厚腻，肝胆火盛，循经上扰而发病。

【处方】

主穴：耳尖、眼、屏间后、神门、肾上腺。

配穴：外感风热者，加肺；脾胃湿盛、肝胆火旺者，加肝、脾。

【操作】

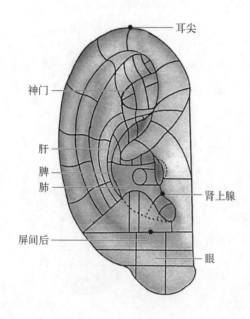

耳穴放血法：①取双侧耳尖，常规消毒，一次性采血针点刺，挤出血液 5～10 滴，用干棉球稍加压迫，2～3 天 1 次。②取主穴 2～3 个，辨证取配穴，对所选腧穴进行点刺，挤出血液 10～20 滴，用干棉球稍加压迫。每次取一侧耳穴，双耳交替，急性期每天 1 次。

耳压法：取所有主穴并辨证取配穴，采用王不留行贴压，每次取一侧耳穴，双耳交替，隔天换 1 次，贴压期间嘱患者自行按压 3～5 次。

耳穴毫针法：取主穴 3～4 个，并辨证取配穴，每次取一侧耳穴，左右耳交替，采用卧位进针。每穴直刺 3～5 毫米，留针 20～30 分钟。亦可接电针，疏密波，小电流。

耳穴埋针法：取主穴 3～4 个，辨证取配穴，每次取一侧耳穴，左右耳交替，每天自行按揉 3～5 次，留针 3～5 天。

【按语】

1. 耳穴疗法治疗急性结膜炎疗效显著，一般 1～2 次即有明显疗效。

2. 急性期间以耳尖放血治疗，疗效快，缓解期可单用耳穴贴压。

3. 刺络疗法：在肩胛区第 1～7 胸椎棘突两侧寻找红色丘疹或敏感点，用三棱针或一次性采血针点刺，挤出黏液或血水（反复挤 6～8 次）。为提高疗效，点刺出血后拔罐，以加大出血量。

近　视

近视也称短视眼，因为这种眼只能看清近处，不能看清远处。近视按照眼睛调节作用的影响可分为假性近视、真性近视、混合性近视。青少年学生在学习任务繁重和身体发育过程中，多为混合性近视状态。

本病属于中医学"能近怯远症""瞳神紧小症"范畴。多因先天遗传，禀赋不足；或肝肾阴虚，心阳衰弱；或肝肾阴虚，目失濡养而发病。

【处方】

主穴：眼、肝、脾、肾、屏间前、屏间后。

配穴：有斜视者，加胰胆。

【操作】

耳压法：取穴后，用王不留行贴压的方法，每次取一侧耳穴，双耳交替，3～5 天换 1 次，10 次为 1 个疗程，每个疗程间休息 5 天。每天按压时静息闭眼，意念放在两眼部，以耳郭发热和眼部出现酸、胀、热等感觉为宜。

耳穴按摩法：垂直点按，每穴点按 20 秒，依次进行。然后双手手掌摩

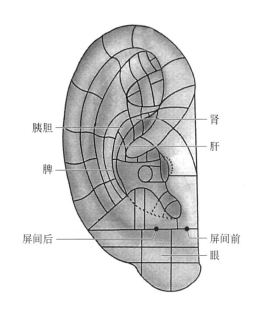

胰胆　肾　肝　脾　屏间后　屏间前　眼

擦发热，五指并拢，横放于两耳上，指尖向后，双手紧压两耳，向耳后推摩，至手掌离开耳轮。然后再向前拉摩，此时耳郭则被翻向前方，双手摩擦耳背，至手指离开耳轮。如此一推一拉，往返按摩耳前与耳背，进行全耳按摩，直至全耳发热。一推一拉为1次，最少按摩9次，一般按摩18～27次。

【按语】

1. 耳压治疗假性近视疗效较好，1～2次治疗即可明显见效，但对真性近视疗效较差。年龄越小，疗效越好。平时读书、写字、上网要端正姿势，照明条件要得当，防止过明、过暗伤眼睛。

2. 要加强锻炼身体，营养要均衡，以增强个人体质和机体免疫力。

3. 蘑菇紫菜汤：鲜牡蛎黄250克，蘑菇200克，紫菜30克，先将蘑菇、生姜纳入沸水中煮20分钟，再将鲜牡蛎黄、紫菜放入，香油、盐、味精调味，煮沸后食用。

远　视

远视，又称"老花眼"，因为这种眼只能看清远处，不能看清近处。远视眼经常处在调节状态，易发生眼疲劳。

本病属于中医学"能远怯近症"范畴。病位在目，与肝、肾两脏关系密切。多因肾阴亏损，或禀赋不足，或肝肾俱虚，目中光华散漫不收而发病。

【处方】

主穴：眼、肝、脾、肾、屏间前、屏间后。

配穴：眼部干燥、瘙痒者，加心；有斜视者，加胰胆。

【操作】

耳压法：取所有主穴，并随症选取配穴，用王不留行贴压，每次取一侧耳穴，双耳交替，3～5天换1次，10次为1个疗程，每个疗程间休息5天。每天按压时静息闭眼，意念放在两眼部，以耳郭发热和眼部出现酸、胀、热等感觉为宜。

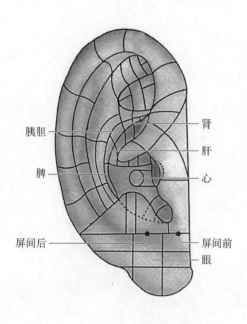

胰胆　肾　肝　心　脾　屏间后　屏间前　眼

耳穴埋针法： 取主穴 3～4 个，随症选取配穴，每次取一侧耳穴，左右耳交替，每天自行按揉 3～5 次，留针 3～5 天。

耳穴毫针法： 每次取主穴 2～3 个、配穴 2～3 个，每次取一侧耳穴，两耳交替使用。直刺 3～5 毫米，留针 20～30 分钟，每周或 5 天治疗 1 次，6 次为 1 个疗程。

耳穴按摩法： 取主穴，并随症选取配穴，垂直点按，每穴点按 20 秒，依次进行。然后双手手掌摩擦发热，五指并拢，横放于两耳上，指尖向后，双手紧压两耳，向耳后推摩，至手掌离开耳轮。然后再向前拉摩，此时，耳郭则被翻向前方，双手摩擦耳背，至手指离开耳轮。如此一推一拉，往返按摩耳前与耳背，进行全耳按摩，直至全耳发热。一推一拉为 1 次，最少按摩 9 次，一般按摩 18～27 次。

【按语】

1. 轻度远视一般不需要配镜，但有视疲劳症状或出现内斜视者，则应尽早配镜矫正。

2. 中、重度远视的学龄前儿童，要及早验光配镜，随着年龄增长，要每年复验 1 次，及时降低镜片的度数，以适应视力增长的需要。

3. 益肝明目饮：枸杞子、黄菊花、桑椹各 10 克，红枣 10 个，蜂蜜 2 匙。前 4 种加水煎，煮沸 30 分钟，取汁。服时加蜂蜜 2 匙，并吃红枣。本方具有补益肾精、明目的功效。

溢　泪

溢泪是指泪道排出泪液受阻，泪液不能顺利流入鼻腔而流出睑裂之外。主要表现为眼睛不红、不肿，一遇风吹，眼泪直流，泪水清稀不黏稠，入冬流泪加重，长期溢泪，内眦附近皮肤潮红、粗糙、发生湿疹，因患者不断向下揩拭，可促使下睑外翻。

本病属于中医学"迎风流泪"范畴。多为肝肾阴虚，肾不纳气，外受风、冷等刺激而发病。

【处方】

耳尖、眼、屏间前、心、肝、肾、肺。

【操作】

耳穴放血法： 取双侧耳尖，常规消毒，一次性采血针点刺，挤出血液 5～

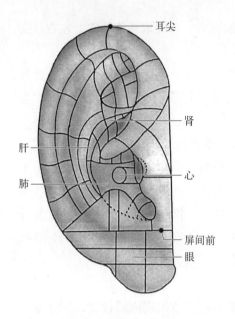

10 滴，用干棉球稍加压迫，2～3 天 1 次。

耳压法：上述耳穴交替使用，每次取 4～5 个，采用王不留行贴压，每次取一侧耳穴，双耳交替，隔天换 1 次，贴压期间嘱患者自行按压 3～5 次。

耳穴毫针法：上述耳穴交替使用，每次取 4～5 个，每次取一侧耳穴，左右耳交替，采用卧位进针。每穴直刺 3～5 毫米，留针 20～30 分钟。

【医案】

韩某，男，59 岁，2019 年 5 月 24 日初诊。左眼不自主流泪半年余。患者半年前无明显诱因出现左眼痒、胀不适，时流泪，经中西医治疗，时轻时重。刻诊：形体适中，神志清，精神可，俯身低头时不自主流泪，眼角偶有黄色分泌物，视物模糊、视力轻度下降，下午症状较重，左侧膝盖疼痛，行走活动时尤甚，怕冷，纳可，多梦易醒，醒后复睡难，大便调，小便黄。舌淡胖湿润，苔薄白，脉细。诊断为溢泪，证属肝肾亏虚，治以滋补肝肾。

治疗：①耳穴，取胃、心、肝、肾、眼、膝，王不留行贴压，每天饭后、睡前各按压 1 次，5 天换 1 次，2 次贴压之间间隔 2 天。②针刺，取百会、印堂、双侧风池、天柱，左侧太阳、阳白、四白，双侧足三里、阳陵泉、太冲、太溪、太白。操作：风池、天柱施以导气法，不留针。百会、印堂、太阳、阳白、四白施以捻转补法，足三里、阳陵泉施以提插泻法，太冲、太溪、太白施以捻转补法。隔天 1 次。2019 年 6 月 10 日二诊：治疗 2 周，流泪次数明显减少，眼睛干涩明显改善。今日耳穴治疗 1 次，加上中药膏方调理：人参、茯苓各 15 克，炒白术 30 克，炙甘草 12 克，当归 15 克，川芎 12 克，炒白芍 15 克，酒黄精 30 克，熟地黄、女贞子、墨旱莲、决明子、柏子仁各 18 克，肉桂、干姜、白芷、醋延胡索、制远志各 15 克，麦冬、淡竹叶各 12 克，炒酸枣仁、麸炒山药各 30 克，鹿角胶、龟甲胶各 18 克，14 剂，制成膏方 60 袋，每天 2 袋。2019 年 7 月 22 日三诊：精神好，面色有华，眼睛痒胀不适症状基本消失，目润、目亮，偶有眉头上端麻木感，眼睛分泌物由黄色转为白色，能够自然入睡，小便黄，大便一天 1 次。舌淡白，苔薄白，脉细弱。为巩固疗效，耳穴取心、神门、肾、肝、脾、眼，用王不留行贴压。

【按语】

1. 保持眼部卫生，不用脏手揉眼或脏手帕擦眼睛。

2. 枸杞肉苁蓉猪肝汤：猪肝100～200克，切片，枸杞子、肉苁蓉各50克，共煮汤，煮30分钟后，加适量食盐调味食用，有滋补肝肾的作用。

视神经萎缩

视神经萎缩是指视神经节细胞轴索广泛性损害，出现萎缩变性。以视力降低甚至致盲为主要症状。视网膜和视神经的炎症、退变、缺血、外伤、遗传等因素，眶内或颅内占位病变的压迫，其他原因所致乳头水肿、青光眼等均可能导致视神经萎缩。

本病属于中医学"青盲"范畴。多由先天禀赋不足或肝肾亏虚、精血虚损，目窍萎闭、神光不得发越于外，或目系受损、脉络瘀阻，经血不能上荣于目而发病。

【处方】

眼、肝、脾、肾、屏间前、屏间后。

【操作】

耳压法：取上述耳穴，用王不留行贴压，每次取一侧耳穴，双耳交替，3～5天换1次，10次为1个疗程，每个疗程间休息5天。每天按压时静息闭眼，意念放在两眼部，以耳郭发热和眼部出现酸、胀、热等感觉为宜。

耳穴埋针法：取上述耳穴，每次取一侧耳穴，左右耳交替，每天自行按揉3～5次，留针3～5天。

耳穴按摩法：取上述耳穴，垂直点按，每穴点按20秒，依次进行。然后双手手掌摩擦发热，五指并拢，横放于两耳上，指尖向后，双手紧压两耳，向耳后推摩，至手掌离开耳轮。然后再向前拉摩，此时耳郭则被翻向

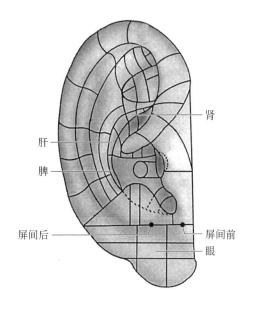

前方，双手摩擦耳背，至手指离开耳轮。如此一推一拉，往返按摩耳前与耳背，进行全耳按摩，直至全耳发热。一推一拉为 1 次，最少按摩 9 次，一般按摩 18～27 次。

灸耳法： 取 3～4 穴，每次取一侧耳穴，左右耳交替，将点燃的艾条对准所选的耳穴，以患者感到温热为度，共计施灸 5 分钟，隔天 1 次，10 次为 1 个疗程。

【按语】

1. 耳穴疗法对本病有一定的治疗作用，可以改善症状，但要综合治疗。

2. 由于视神经发生萎缩后，患者视物不清，故应加强对患者的监护，防止发生意外。

3. 戒烟酒，养成良好的生活习惯。经常做眼部保健操，加强身体锻炼。

4. 足疗法：取脑干、垂体、肺、肾、脾、肝、小肠、面、肾上腺区，每个部位按摩 30～50 次，每天 1 次。

青 光 眼

青光眼是以眼压增高、进行性损害神经纤维造成视野缺损为主的综合征。轻者可无自觉症状，或仅有一过性视物不清、头痛眼胀，休息后可以缓解，常因情志刺激，视力疲劳而诱发，可有虹视。重者可出现剧烈头痛，眼痛，视力急剧下降，伴恶心呕吐等。长期不愈，最后可以导致失明。

本病属于中医学"五风内障"范畴，即绿风内障、青风内障、乌风内障、黑风内障和黄风内障。多由肝肾亏虚、气血不足，目窍失濡；或情志郁结，致郁化火，或脾虚湿盛，化生痰浊，目窍闭塞，神水积滞而发病。

【处方】

主穴： 眼、肝、脾、肾、屏间前、屏间后。

配穴： 头目胀痛、性情急躁易怒者，加胰胆；胸脘满闷，恶心呕吐者，加胃、腹；畏寒肢冷者，加耳背肾；眼部干燥者，加心。

【操作】

耳压法： 取所有主穴，并随症选取配穴，用王不留行贴压，每次取一侧耳穴，双耳交替，3～5 天换 1 次，10 次为 1 个疗程，每个疗程间休息 5 天。每天按压时静息闭眼，意念放在两眼部，以耳郭发热和眼部出现酸、胀、热等感觉为宜。

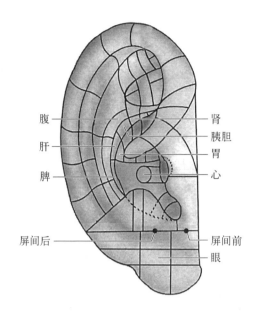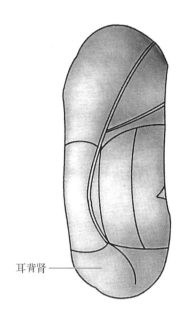

腹　　肾
肝　　胰胆
脾　　胃
　　　心
屏间后　　屏间前
　　　眼

耳背肾

耳穴埋针法：取主穴 3～4 个，并随症选取配穴，每次取一侧耳穴，左右耳交替，每天自行按揉 3～5 次，留针 3～5 天。

耳穴按摩法：取主穴，并随症选取配穴，垂直点按，每穴点按 20 秒，依次进行。然后双手手掌摩擦发热，五指并拢，横放于两耳上，指尖向后，双手紧压两耳，向耳后推摩，至手掌离开耳轮。然后再向前拉摩，此时耳郭则被翻向前方，双手摩擦耳背，至手指离开耳轮。如此一推一拉，往返按摩耳前与耳背，进行全耳按摩，直至全耳发热。一推一拉为 1 次，最少按摩 9 次，一般按摩 18～27 次。

【按语】

1. 患者避免眼睛过度劳累，在读书、看电视、看计算机 1 小时后，要休息片刻，起身远望，防止眼压升高。

2. 忌烟酒、咖啡、浓茶，少食生姜，多吃些蔬菜水果，适当食用猪肝、猪肾，保持大便通畅。

老年性白内障

老年性白内障是指晶珠不同形态、程度的混浊，视力逐渐下降，渐至失明的慢性眼病。多见于老年人，年龄在 50 岁以上，常两眼发病，但有先后发生或轻重程度不同之别，一般分为四期。初发期：周边部可见楔状混浊，逐渐向中央发展。膨胀期：晶珠混浊加重，胀满，前房变浅。成熟期：晶珠全部混浊，黄仁投影阴性，前房恢复正常。过熟期：晶珠皮质混浊呈液化状乳白色，核下沉，前房加深。

本病属于中医学"圆翳内障"范畴。多因肝肾亏虚，脾虚气弱，或肝热上扰，精血不能上荣而发病。

【处方】

主穴：眼、肝、脾、肾、屏间前、屏间后。

配穴：头目胀痛、视物昏花者，加胰胆；胸脘满闷，恶心呕吐者，加胃、腹；眼部干燥者，加心。

【操作】

耳压法：取所有主穴，并随症选取配穴，用王不留行贴压的方法，每次取一侧耳穴，双耳交替，3～5天换1次，10次为1个疗程，每个疗程间休息5天。每天按压时静息闭眼，意念放在两眼部，以耳郭发热和眼部出现酸、胀、热等感觉为宜。

埋针法：取主穴3～4个，随症选配穴，每次取一侧耳穴，左右耳交替，每天自行按揉3～5次，留针3～5天。

耳穴按摩法：取主穴，并随症选取配穴，垂直点按，每穴点按20秒，依次进行。然后双手手掌摩擦发热，五指并拢，横放于两耳上，指尖向后，双手紧压两耳，向耳后推摩，至手掌离开耳轮。然后再向前拉摩，此时耳郭则被翻向前方，双手摩擦耳背，至手指离开耳轮。如此一推一拉，往返按摩耳前与耳背，进行全耳按摩，直至全耳发热。一推一拉为1次，最少按摩9次，一般按摩18～27次。

耳穴毫针法：每次取主穴2～3个、配穴2～3个，每次取一侧耳穴，两耳交替使用。直刺3～5毫米，留针20～30分钟，每周或5天治疗1次，6次为1个疗程。

【按语】

1. 本病早期可滴明目液或吡诺克辛钠滴眼液。

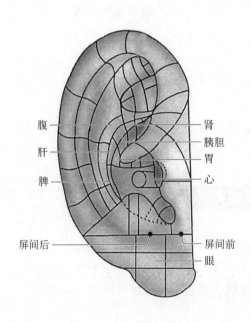

腹
肝
脾
屏间后
肾
胰胆
胃
心
屏间前
眼

2. 耳穴疗法能够缓解症状，手术治疗可以恢复一定的视力，应及时手术。

鼻　炎

鼻炎指的是鼻腔黏膜和黏膜下组织的炎症，表现为充血或者水肿，以鼻塞，流清水涕，鼻痒，喉部不适，咳嗽等为主要症状。鼻炎有急性、慢性和过敏性之分。急性鼻炎是鼻腔黏膜的急性炎症，慢性鼻炎为鼻腔黏膜和黏膜下的慢性炎症性疾病，可由急性鼻炎慢性迁延而来，过敏性鼻炎又称"变态反应性鼻炎"，是由多种特异性致敏原引起的鼻黏膜变态反应性疾病。

本病属于中医学"鼻渊""伤风""鼻窒"等范畴。外感风寒袭肺，蕴久化热，肺气不宣，邪气上犯清阳或外邪已解，余热未除，酿为痰液，壅于鼻窍；或因肝胆火盛，影响清窍而发病。

【处方】

主穴：内鼻，外鼻、肺、风溪、肾上腺、内分泌。

配穴：咽痒、咳嗽者，加咽喉；体质虚弱者，加脾、肾；头痛、头昏、失眠者，加神门。

【操作】

耳压法：取所有主穴和配穴 2～3 个。用王不留行贴压。每次取一侧耳穴，双耳交替，2～3 天换 1 次。发作频繁时贴双侧耳穴，每天换 1 次。

耳穴毫针法：取主穴 3～4 个，并随症选取配穴 1～2 个，每次取一侧耳穴，左右耳交替，采用卧位进针。每穴直刺 3～5 毫米，留针 20～30 分钟。亦可接电针，疏密波，小电流。

耳穴埋针法：取主穴 3～4 个，随症选配穴 1～2 个，每次取一侧耳穴，左右耳交替，每天自行按揉 3～5 次，留针 3～5 天。

耳穴按摩法：对所选耳穴以按揉为主，且双手拇、食指捏住耳垂，由上而下，一方面下拉，一方面摩

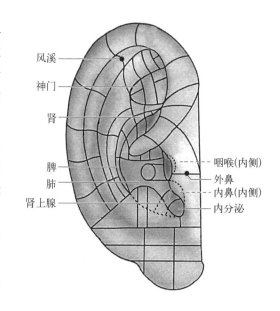

擦，拇、食指离开耳垂时，耳垂则弹回。手法由轻至重，每次 3～5 分钟，早、晚各 1 次。

【医案】

晏某，女，38 岁，2021 年 6 月 13 日初诊。鼻塞、流涕间作 10 年余。患者 10 年来鼻塞、流涕，遇风寒、异味即发作，多次就诊，诊断为过敏性鼻炎，经中西药物治疗，时轻时重。刻诊：形体适中，神志清，精神可，鼻子略显大，遇寒、粉尘等则鼻塞、流涕，喷嚏频作。月经来潮前小腹痛，怕冷，乳房胀痛，口服热饮后疼痛缓解，痛甚时有晕倒，经量少，色深，有血块，偶发偏头痛。纳可，眠可，二便调。舌尖红，苔薄白，脉细。诊断为鼻鼽，证属肺脾气虚，治以健脾益气、宣肺开窍。

治疗：①耳穴，取肺、脾、肾、风溪、肾上腺、外鼻、内鼻，双耳王不留行贴压，每天饭后、睡前各按压 1 次，5 天换 1 次，2 次贴压之间间隔 2 天。②针刺，取上星、印堂、迎香、列缺、合谷、足三里、血海、三太穴、腹部四募穴。操作：上星、印堂、迎香施以捻转泻法，余穴施以捻转补法。腹部不留针，余穴留针 20 分钟。每周 2 次。2021 年 6 月 27 日二诊：经过 2 周治疗，鼻塞、遇寒喷嚏改善。舌淡红，苔薄白，脉细弱。治疗同上。2022 年 8 月 18 日三诊：经 10 周耳穴贴压、针刺治疗，鼻塞、流涕症状消失，遇寒冷、异味等已不再发作。

【按语】

1. 本病易于复发，患者要加强体育锻炼，饮食宜清淡，不要吃辛辣的食物，忌鱼虾等腥味的食物。

2. 用盐水洗鼻，可以清洁鼻腔，能调节鼻的湿度和促进鼻腔的血液循环。

3. 辛夷煮鸡蛋：辛夷花 15 克，入砂锅，加清水 2 碗，煎取 1 碗；鸡蛋 2 个，煮熟去壳，刺小孔数个，与药汁同煮片，饮汤吃蛋。

4. 足疗法：一手持脚，另一手半握拳，食指弯曲。食指第 1 指间关节顶点施力，推按肺、支气管、肾上腺、脾等穴区，每个部位 30～50 次，每天 1 次。

耳　鸣

耳鸣为患者在耳部或头内感到的一种声音，分为主观性和客观性两类，前者较常见，后者较少见。

本病分为虚证、实证，虚者多因肾阴亏损，精气不能上达于耳；实证多因外感邪气，或肝胆火旺，上扰耳窍而致。

【处方】

　　主穴：内耳、外耳、神门、皮质下、耳尖。

　　配穴：实证者，加肝、胰胆；虚证者，加肾、内生殖器、内分泌。

【操作】

　　耳压法：取所有主穴，随症选取配穴 1～2 个。先于耳区内探寻敏感点，用王不留行贴压。每次取一侧耳穴，双耳交替，3～5 天换 1 次，10 次为 1 个疗程，每个疗程间休息 10 天。

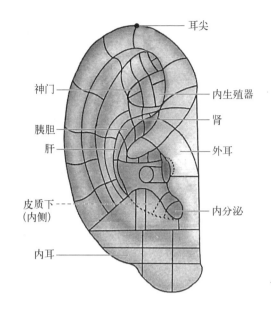

　　耳穴埋针法：取主穴 3～4 个，随症选取配穴 1～2 个，每次取一侧耳穴，左右耳交替，每天自行按揉 3～5 次，留针 3～5 天。

　　灸耳法：取主穴 3～4 个，随症选取配穴 1～2 个，每次取一侧耳穴，左右耳交替，将点燃的艾条对准所选的耳穴，以患者感到温热为度，共计施灸 5 分钟，隔天 1 次，10 次为 1 个疗程。

　　耳穴按摩法：取主穴 3～4 个，并随症选取配穴，垂直点按，每穴点按 20 秒，依次进行。然后双手手掌摩擦发热，五指并拢，横放于两耳上，指尖向后，双手紧压两耳，向耳后推摩，至手掌离开耳轮。然后再向前拉摩，此时耳郭则被翻向前方，双手摩擦耳背，至手指离开耳轮。如此一推一拉，往返按摩耳前与耳背，进行全耳按摩，直至全耳发热。一推一拉为 1 次，最少按摩 9 次，一般按摩 18～27 次。

【医案 1】

　　黄某，男，50 岁，工程师，2020 年 5 月 30 日初诊。耳鸣伴听力下降 7 年余。患者 7 年前因出现眩晕、呕吐症状就诊于某医院并诊断为耳石症，之后出现耳鸣，曾行针灸、中西药物治疗，耳鸣一直未愈。刻诊：形体略丰，神志清，精神可，面色有华，右侧耳鸣严重，自觉有蝉鸣声不绝于耳，听力逐渐下降；左耳症状稍轻，劳累、周围环境安静时明显。纳可，眠差，入睡困难，尿频，色黄，大便不成形，食凉易现腹泻。舌淡胖，中间有裂纹，苔白腻，脉细濡。既往有高血压病病史 8 年余，2019 年行胃、肠息肉切除手术。诊断为耳鸣，证属脾胃气虚、肝肾亏虚，治以健脾益气、滋补肝肾、开窍息鸣。

治疗：①耳穴，取神门、脾、胃、心、肝、肾、内耳、外耳，王不留行贴压，每天饭后、睡前各按压 1 次，以耳部胀红发热为度，5 天换 1 次，2 次贴压之间间隔 2 天。②针刺，取耳门、听宫、听会（耳前三穴），颈项四穴，耳穴神门、翳风、角孙、中渚、养老、足临泣、悬钟、足三里、阳陵泉、三太穴、腹部四募穴、五脏背俞穴。操作：先俯卧位，再俯卧位。颈项四穴、耳门、听宫、听会、耳穴神门、翳风、角孙施以导气法，中渚、养老、足临泣施以捻转泻法，足三里、阳陵泉施以提插泻法，悬钟、三太穴施以捻转补法。腹部四募穴、五脏背俞穴疾刺疾出，均不留针。余穴留针 20 分钟。每周治疗 2 次。③按摩：患者每天晚上按摩耳朵 2 分钟，叩天鼓 49 次或者 81 次（两手心搓热后掩耳，其余四指放于项部，用两手的食指压于中指上，轻轻下滑，叩击脑后枕骨，发出的声音如同击鼓）。2020 年 6 月 24 日二诊：经过 3 周治疗，耳鸣、睡眠明显好转，大便成形，每天 1 次。耳穴贴压、针刺治疗 1 次。2020 年 7 月 4 日三诊：头晕、头痛，感觉血压较高，测量右上肢血压：150/110 mmHg，双耳尖刺血治疗后右侧 142/96 mmHg。耳穴贴压、针刺治疗 1 次。2020 年 8 月 5 日四诊：经过耳穴贴压、针刺、按摩治疗，耳鸣症状基本消失，熬夜、劳累后发作，但是程度明显减轻，纳眠可。舌淡紫，苔薄白，脉弦。耳穴贴压、针刺治疗 1 次，疗效巩固。

【医案 2】

钱某，女，51 岁，2018 年 4 月 22 日初诊。耳鸣间作 5 年余，听力下降 1 年余。多次经中西药物、针灸治疗，时轻时重。刻诊：形体偏瘦，精神可，面色少华，耳鸣，双耳均发作，听力下降明显，纳少，脘腹胀满，晚餐不敢多食，否则夜间胀甚，眠一般，大便溏薄，易腹泻。舌尖红，苔白腻，脉细弱。诊断为耳鸣、耳聋，证属肝肾亏虚，治以滋补肝肾、开窍息鸣。

治疗：①耳穴，取心、神门、肝、肾、内耳、胃，王不留行贴压，每天饭后、睡前各按压 1 次，5 天换 1 次，2 次贴压之间间隔 2 天。耳尖，点刺出血 5 滴，每周 1 次。②针刺，取开窍息鸣六穴、耳尖、中渚、液门、养老、后溪、足三里、阳陵泉、内庭、侠溪、行间、阴陵泉、三阴交、悬钟、太冲、太溪、太白，诸穴交替使用。操作：局部施以导气法，可以结合电针，疏密波，每次接 2 个穴位。中渚、液门、养老、后溪、阴陵泉、内庭、侠溪、行间施以捻转泻法，足三里、阳陵泉施以提插泻法，悬钟、太冲、太溪、太白施以捻转补法。每周 2 次。经过 2 周治疗，耳鸣减轻，纳谷增加，脘腹部舒适，大便成形。又经过 3 个月的治疗，耳鸣基本消失，惟劳工作累、心情烦躁时复发，但是程度很轻。

【按语】

1. 耳穴疗法对缓解耳鸣的症状有比较明显的疗效，但由于引起耳鸣的原因很多，临床治疗时需找准病因，以便采取针对性更强的治疗。

2. 日常生活中应注意劳逸结合，保持心情舒畅，节制性生活。

3. 脐疗法：艾条温和灸神阙，每次 60 分钟，阴历月初开始，隔天 1 次，每月灸 3 次。

急性咽炎、急性扁桃体炎和单纯性喉炎

急性咽炎、急性扁桃体炎和单纯性喉炎是口咽与喉咽部病变的主要症状，以咽喉部红肿疼痛、吞咽不适为特征。

本病属于中医学"咽喉肿痛""虚火喉痹"范畴。外因多为感受风寒之邪，郁久化热或风热之邪；内因多为素体阴虚，又嗜食辛辣煎炒，痰热蕴结，上灼咽喉或日久耗伤肺肾之阴，导致虚火上炎，灼伤津液成痰，痰热循经上扰咽喉而发病。

【处方】

主穴：耳尖、扁桃体、咽喉、肺、胃、肾上腺。

配穴：疼痛较重者，加神门；急性扁桃体炎者，加轮 1～轮 3；慢性扁桃体炎、虚证者，加肾。

【操作】

耳压法：取所有主穴，并随症选取配穴，选用王不留行、六神丸贴压。用直压或对压手法，强刺激，每次取一侧耳穴，双耳交替，3 天换 1 次，5 次为 1 个疗程。

耳穴放血法：取耳尖和其他 2～3 个主穴，随症选取配穴 1～2 个，对所选腧穴进行点刺，挤出血液 10～20 滴，用干棉球稍加压迫。

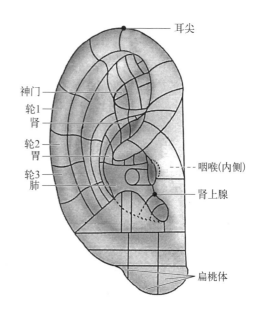

两耳交替，每天 1 次。

耳穴埋针法：取主穴 3～4 个，随症选取配穴 1～2 个，每次取一侧耳穴，左右耳交替，每天自行按揉 3～5 次，留针 3～5 天。

耳穴毫针法：取主穴 3～4 个，并随症选取配穴，每次取一侧耳穴，左右耳交替，采用卧位进针。每穴直刺 3～5 毫米，留针 20～30 分钟。亦可接电针，疏密波，小电流。

【医案】

孙某，女，39 岁，教师，2022 年 3 月 13 日初诊。咽部疼痛、肿胀感 1 天。前天晚上外出感受受凉，夜间醒来即感到咽部疼痛。刻诊：咽喉疼痛，咽唾液时加重，声音嘶哑。体温：36.5℃。舌尖红、苔薄黄，脉浮数。诊断为喉痹，证属风寒外感、痹阻咽喉，治以疏风散寒、消肿止痛。

治疗：耳穴，取双侧耳尖、扁桃体、肺，点刺出血，挤出血液 3～5 滴，治疗后疼痛减轻。第 2 天复诊，咽喉疼痛轻微，给予双侧神门点刺出血 5 滴，巩固疗效。

【按语】

1. 预防急性咽炎、急性扁桃体炎和单纯性喉炎的发作要积极治疗鼻、口腔、下呼吸道疾病，包括病牙。

2. 薄荷茶：薄荷 3 克，玄参 10 克，麦冬 10 克，蜂蜜 20 克。上 3 味中药，加水适量，文火煮 15 分钟，去渣取汁，兑入蜂蜜，继续加热至沸。稍温频服。功效：清热利咽、养阴生津，适用于肺肾阴虚之咽喉肿痛。

3. 咽部肿痛较甚者，采用少商、商阳放血，每次每个穴位放血 2～3 mL。

牙 痛

牙痛是指因各种原因引起的以牙齿疼痛为主要表现的病症。表现为牙齿疼痛，每因冷、热、酸等刺激诱发或加重，可有牙龈红肿、牙龈出血、龈肉萎缩、牙齿松动、咀嚼困难等症状，也可有龋齿的存在。

本病有虚实之分，实痛多因胃火、风火引起，虚痛多由肾阳不足所致。

【处方】

主穴：牙、耳尖、内分泌、神门、肾上腺。

配穴：风火牙痛者，加肺、屏尖点刺放血；胃火牙痛者，加胃、大肠；虚火牙痛者，加肾。

【操作】

耳压法：取所有主穴并随症取配穴，先在耳穴区内探寻敏感点，用王不留行贴压，手法以直压或对压为主，实证宜强刺激，每次取一侧耳穴，双耳交替，3 天换1 次，5 次为 1 个疗程。疼痛较重时可贴压双侧耳穴。

耳穴放血法：取主穴 2～3 个，随症选取配穴 1～2 个，对所选腧穴进行点刺，挤出血液 10～20 滴，用干棉球稍加压迫。一般每天 1 次，1 周为 1 个疗程。

耳穴埋针法：取主穴 3～4 个，随症选取配穴 1～2 个，每次取一侧耳穴，左右耳交替，每天自行按揉 3～5 次，留针 3～5 天。

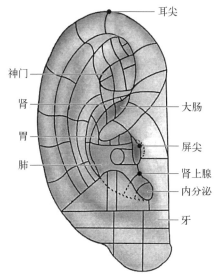

【按语】

1. 耳压法治疗牙痛疗效较好，见效快，一般实施治疗之后即可以明显缓解。治疗时需弄清牙痛的病因。龋齿、牙周脓肿等引起的牙痛，需进一步治疗原发病，否则还会复发。

2. 治疗前先探明敏感点或阳性反应点，此是治疗成败的关键。

3. 陈醋花椒饮：陈醋 120 克、花椒 30 克，文火熬沸后取数粒含在口中，3～5 分钟吐出，切勿吞下。

口腔溃疡

口腔溃疡是指发生在口腔黏膜上的表浅性溃疡，从米粒至黄豆大小，呈圆形或卵圆形，溃疡面凹陷，周围充血。好发于唇、颊、舌缘等部位，可因精神紧张、食物、药物、激素水平改变及维生素或微量元素缺乏诱发或者加重。

本病属于中医学"口疮""口疡""口疳""口破"等范畴。分为虚证、实证两类，实证多因心脾积热，循经上炎于口，热腐黏膜而致；虚证多为阴虚火旺，虚火上炎，灼于口腔，伤及口舌肌膜，或脾肾阳虚，虚阳上越而致。

【处方】

主穴：口、舌、神门、皮质下、内分泌。

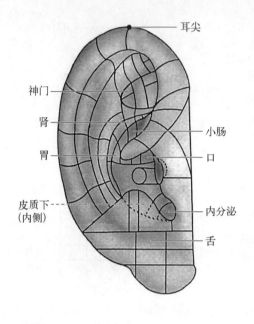

配穴：心胃积热者，加小肠、胃；外感热邪者，加耳尖；阴虚火旺者，加肾。

【操作】

耳压法：取所有主穴和2～3个配穴，可选用王不留行贴压，每次取一侧耳穴，双耳交替，2～3天换1次，5次为1个疗程，每个疗程间休息3～5天。

耳穴放血法：取主穴2～3个，随症选取配穴1～2个，对所选腧穴进行点刺，挤出血液10～20滴，用干棉球稍加压迫。一般3天1次，1周为1个疗程。

耳穴毫针法：取主穴3～4个，并随症选取配穴1～2个，每次取一侧耳穴，左右耳交替，采用卧位进针。每穴直刺3～5毫米，留针20～30分钟。亦可接电针，疏密波，小电流。

【按语】

1. 患者需注意口腔卫生，每次进食后，可用淡盐水漱口，也可用药物漱口液。饮食上要讲究营养，均衡饮食，多吃新鲜蔬菜、瓜果，尤其是富含维生素C的食物，如橙子等，少用调味品如辣椒、醋、姜、葱、八角等。

2. 木耳山楂饮：白木耳、黑木耳、山楂各10克，水煎，喝汤吃木耳，每天1次。

颞下颌关节紊乱综合征

颞下颌关节紊乱综合征，也称颞下颌关节综合征，是口腔颌面部常见的疾病之一，主要的临床表现有局部酸胀或疼痛、弹响和运动障碍。疼痛部位可在关节区或关节周围；并可伴有轻重不等的压痛。关节酸胀或疼痛尤以咀嚼及张口时明显。弹响在张口活动时出现。响声可发生在下颌运动的不同阶段，可为清脆的单响声或碎裂的连响声。常见的运动障碍为张口受限，但也可出现张口过大或张口时下颌偏斜。此外，还可伴有颞部疼痛、头晕、耳鸣等症状。在颞下颌关节疾病中，本病最为多见，好发于青壮年，以 20～30 岁患病率最高。多数属关节功能失调、预后良好；但极少数病例也可发生器质性改变。

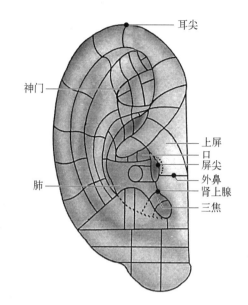

本病属于中医学"颌痛""颊痛""口噤不开"范畴。多因外感风寒，外伤经筋，局部筋肉劳作过度，或先天不足，致筋骨失濡、关节失利而发病。

【处方】

主穴：耳尖、口、屏尖、肾上腺、外鼻、上屏、神门。

配穴：外感风寒者，加肺、三焦。

【操作】

耳穴放血法：①取双侧耳尖，常规消毒，一次性采血针点刺，挤出血液 5～10 滴，用干棉球稍加压迫，2～3 天 1 次。②取主穴 3～4 个，随症选取配穴，点刺出血，挤出血液 10～20 滴，用干棉球稍加压迫。每次取一侧耳穴，双耳交替，急性期每天 1 次。

耳压法：取主穴 4～5 个，随症选取配穴，先于耳区内探寻敏感点，用王不留行贴压。每次取一侧耳穴，双耳交替，3～5 天换 1 次，10 次为 1 个疗程，每个疗程间休息 10 天。

耳穴埋针法：取主穴 3～4 个，随症选取配穴，每次取一侧耳穴，左右耳交替，每天自行按揉 3～5 次，留针 3～5 天。

熨耳法：选用升麻、白芍、肉桂、郁金、延胡各 10 克，布包加热后放置在耳郭处、耳前颞颌关节部位温熨。每次温熨 10 分钟。3 天 1 次，10 次为 1 个疗程。

【按语】

1. 避免咀嚼生冷、坚硬的食物，如啃排骨、咬核桃等。同时保持口腔清洁，面部注意防寒保暖。

2. 定期口腔检查，及早治疗异常的咬合关系，尤为重要。积极治疗无效者，应高度警惕口腔及耳部的恶性肿瘤。

第九节 其他病症

慢性疲劳综合征

慢性疲劳综合征主要症状包括发热、喉咙痛、淋巴结肿大、极度疲劳、失去食欲、复发性上呼吸道感染、小肠不适、黄疸、焦虑、忧郁、烦躁及情绪不稳、睡眠中断、对光及热敏感、暂时失去记忆力、无法集中注意力、头痛、痉挛、肌肉与关节痛等。这些症状与感冒及其他病毒感染相似，因此容易误判，通常医生会误诊为臆想病、忧郁症或精神异常引起的身体疾病。

本病属于中医学"虚劳""眩晕""心悸""百合病""脏躁""郁证"范畴。多由长期工作紧张、饮食不节或者不规律、精神刺激以及感染外邪等，引起脾胃内伤、气血化源不足终致脏腑功能失调而发病。

【处方】

主穴：皮质下、神门、心、肾、脾、肝、肺。

配穴：咽喉疼痛者，加咽喉；头晕者，加枕；食欲不振、恶心、呕吐者，加胃；腹泻、便秘者，加大肠；痛经、月经不调者，加内分泌。

【操作】

耳压法： 取所有主穴和1～2个配穴，先于耳区内探寻敏感点，用王不留行贴压。每次取一侧耳穴，双耳交替，3～5天换1次，10次为1个疗程，每个疗程间休息10天。

线香灸： 取主穴3～4个，随症选取配穴1～2个，每次取一侧耳穴，左右耳交替，将点燃的卫生香对准所选的耳穴，

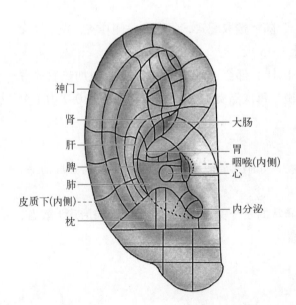

神门
肾
肝
脾
肺
皮质下(内侧)
枕
大肠
胃
咽喉(内侧)
心
内分泌

以患者感到温热且稍有灼痛为度，每穴施灸 2～3 分钟，隔天 1 次，10 次为 1 个疗程。

耳穴按摩法： 取主穴和配穴，垂直点按，每穴点按 20 秒，依次进行，每穴点按 6 次。然后双手手掌摩擦发热，五指并拢，横放于双耳上，指尖向后，双手紧压双耳，向耳后推摩，至手掌离开耳轮。然后再向前拉摩，此时耳郭则被翻向前方，双手摩擦耳背，至手指离开耳轮。如此一推一拉，往返按摩耳前与耳背，进行全耳按摩，直至全耳发热。一推一拉为 1 次，最少按摩 9 次，一般按摩 18～27 次。

【按语】

1. 患者要加强休息，减少工作压力，保持心情平和。同时加强温和的运动项目，如散步、瑜伽、太极拳等。还要均衡营养，多食蔬菜、水果、全麦等谷类、种子及核果、去皮的火鸡肉、深海鱼，少食贝壳类食物。

2. 参肉粥：鲜人参 20 克、海参 100 克、瘦猪肉 250 克、香菇 30 克、青豌豆 30 克、竹笋 60 克，味精、精盐、香油各适量。将海参发好，切块；香菇洗净，切丝；瘦猪肉洗净，切小块；竹笋切片。将以上 4 料与人参、青豌豆一同放入砂锅内，加清水适量炖煮，以至瘦猪肉熟烂，加入味精、精盐、香油即可食用，每次适量，每周 1 剂。

3. 用西洋参、枸杞子、金银花、菊花制成茶，每天饮用。西洋参、枸杞子可以提升免疫力，缓解疲劳。

竞技综合征

竞技综合征是指竞技前或竞技过程中（如比赛或考试）发生的以失眠、头晕、心悸、烦躁、口干、食欲不振、乏力、注意力不集中、恶心、呕吐、腹泻或便秘、痛经或月经紊乱、手指震颤、小腿痉挛，甚至晕厥等为主要表现的一组临床症状。多由精神紧张、思虑过度而发病，主要是患者生理、心理、社会三方面之间关系不协调，破坏了机体生理平衡的结果。

本病属于中医学"心悸""不寐""晕厥"等范畴。多由七情内伤，情志偏胜或喜怒忧思太过，引起脏腑功能失调而发病。

【处方】

主穴： 神门、皮质下、心、肾。

配穴： 失眠者，加垂前；头晕者，加枕；食欲不振、恶心、呕吐者，加胃、

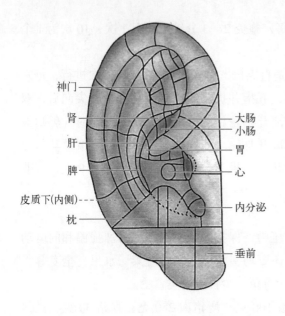

神门
肾
肝
脾
皮质下(内侧)
枕

大肠
小肠
胃
心
内分泌
垂前

脾；腹泻、便秘者，加小肠、大肠；手震颤及小腿痉挛者，加肝、脾；痛经、月经不调者，加内分泌。

【操作】

耳压法： 取以上所有主穴，随症选取配穴 1～3 个，用王不留行贴压，多以对压或直压强刺激手法按压。每次取一侧耳穴，2～3 天换 1 次，一般于竞技前 5～7 天开始贴压。

耳穴埋针法： 取主穴 3～4 个，随症选取配穴 1～2 个，每次取一侧耳穴，左右耳交替，每天自行按揉 3～5 次，留针 3～5 天。

灸耳法： 取主穴 3～4 个，随症选取配穴 1～2 个，每次取一侧耳穴，左右耳交替，将点燃的艾条对准所选的耳穴，以患者感到温热为度，共计施灸 5 分钟，隔天 1 次，10 次为 1 个疗程。

熨耳法： 选用远志、桂枝、白芍、延胡、郁金各 10 克，布包加热后放置在耳郭处温熨。每次温熨 10 分钟。每天 1 次，10 天为 1 个疗程。

【按语】

1. 竞技紧张综合征多由精神紧张引起，因此要加强心理疏导，保持乐观情绪，树立战胜考试和比赛的信心。

2. 日常生活中多参加一些刺激性的娱乐项目，如蹦极、过山车，以增加抵抗外界刺激的能力。

晕 动 病

晕动病是晕车、晕船、晕机和由摇摆、旋转加速运动等各种因素所致疾病的统称，以面色苍白、眩晕、恶心、呕吐、心慌、出冷汗等为主要症状，其发生与前庭功能有关。

本病属于中医学"眩晕""呕吐""心悸"范畴，与脾胃素虚及对汽油等异味过敏有关。

【处方】

　　主穴：枕、神门、贲门、胃、肾、心。

　　配穴：对汽油等异味过敏者，加风溪、内分泌。

【操作】

　　耳压法：取以上主穴4～5个，必要时加用配穴，用王不留行贴压，取双侧耳穴，以对压或直压手法按压，强刺激为佳，尤其在发作时加重按压。在乘车、船、飞机前贴压。

　　耳穴埋针法：取主穴3～4个，随症选取配穴1～2个，每次取一侧耳穴，左右耳交替，自行按揉数次，尤其在发作时重重按压。在乘车、船、飞机前埋针。

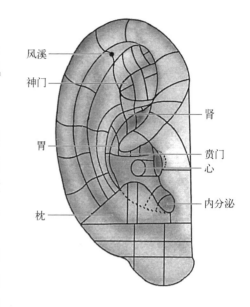

　　耳穴按摩法：取主穴，并随症选取配穴，垂直点按，每穴点按20秒，依次进行。然后双手手掌摩擦发热，五指并拢，横放于两耳上，指尖向后，双手紧压两耳，向耳后推摩，至手掌离开耳轮。然后再向前拉摩，此时耳郭则被翻向前方，双手摩擦耳背，至手指离开耳轮。如此一推一拉，往返按摩耳前与耳背，进行全耳按摩，直至全耳发热。一推一拉为1次，按摩18～27次。

【按语】

　　1. 耳穴疗法防治晕动病疗效较好，已出现症状者，可即刻制止或减轻症状。

　　2. 如预防本病发生，可在患者乘车、船、飞机前1～2小时贴压，并于途中间歇按压，以加强刺激，保持疗效。

戒断综合征

　　戒断综合征是指戒断烟、酒或其他成瘾毒品后出现的全身不适、乏力、心慌意乱、手足无措、精力不集中、汗出、流涎、厌食恶心、头痛、烦躁、失眠等一系列临床症状。

　　本病属于中医学"恶心""呕吐""郁证""虚劳"范畴。多由过久吸烟、饮酒而产生痰湿，致肺气不宣、心脾两虚，脑失所养而发病。

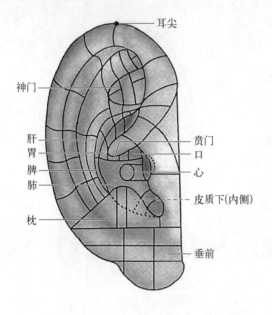

图中标注：耳尖、神门、肝、胃、脾、肺、枕、贲门、口、心、皮质下(内侧)、垂前

【处方】

主穴：神门、皮质下、心、胃、肺、口。

配穴：发热者，加耳尖；头晕、头昏、头胀、头痛者，加枕；失眠者，加垂前；食欲不振、周身乏力者，加脾；恶心者，加贲门、枕；肢体、头颈震颤者，加肝、脾。

【操作】

耳压法：取以上所有主穴，随症选取配穴2～3个，用王不留行贴压，以对压或直压强刺激手法按压，每次取一侧耳穴，2～3天换1次，左右耳交替，5次为1个疗程。

耳穴放血法：取主穴2～3个，随症选取配穴1～2个，对所选腧穴进行点刺，挤出血液10～20滴，用干棉球稍加压迫。3～5天1次。1周为1个疗程。

耳穴埋针法：取主穴3～4个，随症选取配穴1～2个，每次取一侧耳穴，左右耳交替，每天自行按揉3～5次，留针3～5天。

灸耳法：取主穴3～4个，随症选取配穴1～2个，每次取一侧耳穴，左右耳交替，将点燃的艾条对准所选的耳穴，以患者感到温热为度，共计施灸5分钟，隔天1次，10次为1个疗程。

耳穴按摩法：取主穴和配穴，垂直点按，每穴点按20秒，依次进行。然后双手手掌摩擦发热，五指并拢，横放于双耳上，指尖向后，双手紧压双耳，向耳后推摩，至手掌离开耳轮。然后再向前拉摩，此时耳郭则被翻向前方，双手摩擦耳背，至手指离开耳轮。如此一推一拉，往返按摩耳前与耳背，进行全耳按摩，直至全耳发热。一推一拉为1次，按摩18～27次。

【按语】

1. 耳穴疗法用于防治本病显效迅速，作用持久，是一较为理想的治疗方法，如配合体针、中药，效果更好。

2. 防治戒断综合征，可使患者在戒断过程中少受或不受痛苦。但能否长久地戒除烟、酒、毒瘾，则取决于戒断者的决心。

3. 在耳压治疗期间，嘱患者尽量不要吸烟、饮酒。如感到"瘾"发作而不适时，及时自行按压耳穴，直至症状减轻或消失。

4. 避免参与往常习惯吸烟的场所或活动。烟瘾来时，要立即做深呼吸活动，或咀嚼无糖分的口香糖。

5. 鲜橄榄（连核）60 克，酸梅 10 克，稍捣烂，加清水 1 500 毫升，煎至 500 毫升，去渣，加白糖适量调味饮用，每天 2 次。本品可用于戒烟初期所导致的咽喉肿痛。

空调综合征

空调综合征，是指人体因空调使用不当，或久居空调环境，出现的以身心不适为特征的一组临床症状。主要表现为头痛，头晕，口干，舌燥，咽喉肿痛，鼻塞流涕，皮肤黏膜干燥，不同程度的手脚麻木，肢体瘫痪，口眼㖞斜，腰酸背疼，神疲肢倦，胃肠道的不适感，或原有的风湿、哮喘、关节炎、高血压病等疾病复发或者加重。

【处方】

主穴：耳尖、心、胃、肺、咽喉、大肠、肾和神门。

配穴：头晕、头昏、头胀、头痛重者，加枕；食欲不振、神疲肢倦者，加脾；恶心者，加贲门；肢体不适者，加肝。

【操作】

耳穴放血法：①取双侧耳尖，常规消毒，一次性采血针点刺，挤出血液 5～10 滴，用干棉球稍加压迫，2～3 天 1 次。②取主穴 2～3 个，随症选取配穴，对所选腧穴进行点刺，挤出血液 10～20 滴，用干棉球稍加压迫。每次取一侧耳穴，双耳交替，急性期每天 1 次。

耳压法：取主穴 4～5 个，随症选取配穴，用王不留行贴压，以对压或直压强刺激手法按压，每次取一侧耳穴，2～3 天换 1 次，左右耳交替，5 次为 1 个疗程。

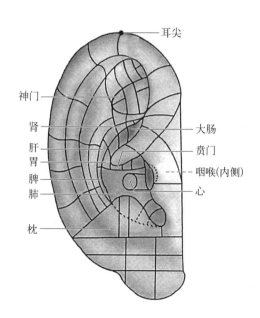

耳穴埋针法: 取主穴 3～4 个,随症选取配穴,每次取一侧耳穴,左右耳交替,每天自行按揉 3～5 次,留针 3～5 天。

灸耳法: 取主穴 3～4 个,随症选取配穴,每次取一侧耳穴,左右耳交替,将点燃的艾条对准所选的耳穴,以患者感到温热为度,共计施灸 5 分钟,隔天 1 次,10 次为 1 个疗程。

耳穴按摩法: 取主穴和配穴,垂直点按,每穴点按 20 秒,依次进行。然后双手手掌摩擦发热,五指并拢,横放于双耳上,指尖向后,双手紧压双耳,向耳后推摩,至手掌离开耳轮。然后再向前拉摩,此时耳郭则被翻向前方,双手摩擦耳背,至手指离开耳轮。如此一推一拉,往返按摩耳前与耳背,进行全耳按摩,直至全耳发热。一推一拉为 1 次,按摩 18～27 次。

【按语】

1. 空调的位置不能过低,以免风流直射到身体的任一部位,最好不低于 2 米。定期清洗空调的过滤网,室温宜恒定在 26℃左右,室内外温差不可超过 7℃。

2. 剧烈运动一身大汗时,切勿立即进入空调房间,以免受凉致病。不宜长时间留在开空调机的房间里,多参加体育锻炼,增强体质和抗病能力,多喝温开水,让毛孔通畅,加快新陈代谢。

3. 使用空调器的房间应保持清洁卫生,减少疾病的污染源。勤开窗换气,以确保室内外空气的对流交换,使室外新鲜气体进入。

延缓衰老

人体衰老是一系列生理病理过程综合作用的表现,人体随年龄的增长,机体免疫力逐渐下降,而出现表情淡漠,反应迟钝,记忆力下降,眩晕,耳鸣,神疲乏力,动作缓慢,腰膝酸软,失眠,健忘,发少,齿摇等机体老化症状。

中医学认为,肾气亏虚、肾精不足是衰老的根本原因,但与脾气虚弱、肝肾不足、心肺气虚有关。

肾精是机体阴阳气血之本,对人的生长发育、衰老起着决定作用。随着肾气的衰退,五脏六腑、经络气血功能也逐渐衰退,阴阳失去平衡,衰老随之产生。中医辨证分型为肝肾不足型、心肺气虚型、脾气虚弱型。

【处方】

肾、脾、肝、肺、心、胃、神门、皮质下、大肠、小肠、胆胰。

【操作】

耳压法：取耳穴 4～5 个，交替使用，用王不留行贴压，以对压或直压强刺激手法按压，每次取一侧耳穴，2～3 天换 1 次，左右耳交替，每个月的上半月应用。

耳穴埋针法：取耳穴 3～4 个，每次取一侧耳穴，左右耳交替，每天自行按揉 3～5 次，留针 3～5 天，每个月的上半月应用。

灸耳法：取耳穴 4～5 个，交替使用，每次取一侧耳穴，左右耳交替，将点燃的艾条对准所选的耳穴，以患者感到温热为度，共计施灸 5 分钟，5 天 1 次，每个月的上半月应用。

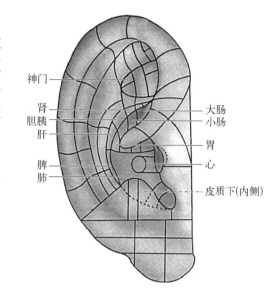

耳穴按摩法：取上述耳穴，垂直点按，每穴点按 20 秒，依次进行。然后双手手掌摩擦发热，五指并拢，横放于双耳上，指尖向后，双手紧压双耳，向耳后推摩，至手掌离开耳轮。然后再向前拉摩，此时耳郭则被翻向前方，双手摩擦耳背，至手指离开耳轮。如此一推一拉，往返按摩耳前与耳背，进行全耳按摩，直至全耳发热。一推一拉为 1 次，按摩 18～27 次。

【按语】

1. 应保持心情乐观、平淡，避免忧思恼怒及情绪紧张。劳逸结合，适当参加体育活动。

2. 饮食应有规律、有节制，严禁暴饮暴食。忌食辛辣、生冷不易消化的食物。细嚼慢咽，每口饭咀嚼 18 次。

3. 桂髓鹑羹：鹑鹑肉 90 克，切块，猪脊髓（去血筋）30 克，桂圆肉 60 克，冰糖 6 克（血糖高者禁用），盐、料酒、葱、姜、清汤适量，同蒸熟，即可食用。具有补益肝肾、生精益髓的功效，可延年益寿。

参 考 文 献

上海耳针协作组，1959. 耳针疗法选编［M］. 北京：人民卫生出版社.

陈巩苏，徐瑞征，丁玉德，1987. 耳针的临床应用［M］. 南京：江苏科学技术出版社.

陈克，1989. 耳压祛痰疗法［M］. 上海：上海翻译出版公司.

李志明，1990. 耳穴诊治法［M］. 北京：中医古籍出版社.

耳穴诊断学编委会，1990. 耳穴诊断学［M］. 北京：人民卫生出版社.

黄丽春，1991. 耳穴诊断治疗学［M］. 北京：科学技术文献出版社.

陈抗美，高晓兰，1993. 耳穴治百病［M］. 北京：人民军医出版社.

单秋华，1998. 耳穴贴压疗法［M］. 济南：山东科学技术出版社.

张耕田，2007. 耳穴治疗急症经验辑要［M］. 北京：中国医药科技出版社.

中国国家标准化管理委员会，2008. 耳穴名称与定位：GB/T 13734—2008［S］. 北京：中国标
　　准出版社.

张耕田，2013. 张氏耳针治疗急难杂症［M］. 2 版 . 北京：中国医药科技出版社.